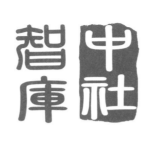

新时代智库出版的领跑者

智库 中社 国家智库报告 2023（12）
National Think Tank
国 家 治 理

政府卫生投入与城乡健康公平

罗能生 等著

GOVERNMENT HEALTH INVESTMENT
AND HEALTH EQUITY IN URBAN AND RURAL AREAS

中国社会科学出版社

图书在版编目(CIP)数据

政府卫生投入与城乡健康公平 / 罗能生等著 . —北京：中国社会科学
出版社，2023.6
(国家智库报告)
ISBN 978 – 7 – 5227 – 1188 – 1

Ⅰ.①政…　Ⅱ.①罗…　Ⅲ.①医疗卫生服务—资源配置—研究
报告—中国②公共卫生—投入—研究报告—中国　Ⅳ.①R199.2

中国版本图书馆 CIP 数据核字(2022)第 247105 号

出 版 人	赵剑英	
项目统筹	王　茵　喻　苗	
责任编辑	喻　苗	
责任校对	胡新芳	
责任印制	李寡寡	

出　　　版	中国社会科学出版社	
社　　　址	北京鼓楼西大街甲 158 号	
邮　　　编	100720	
网　　　址	http://www.csspw.cn	
发 行 部	010 – 84083685	
门 市 部	010 – 84029450	
经　　　销	新华书店及其他书店	

印刷装订	北京君升印刷有限公司	
版　　　次	2023 年 6 月第 1 版	
印　　　次	2023 年 6 月第 1 次印刷	

开　　　本	787×1092　1/16	
印　　　张	15	
插　　　页	2	
字　　　数	192 千字	
定　　　价	85.00 元	

凡购买中国社会科学出版社图书，如有质量问题请与本社营销中心联系调换
电话：010 – 84083683

摘要：本报告基于"健康中国"战略视野，对政府卫生投入与城乡健康公平的关系进行了全面深入的研究。在阐明和论证推进城乡健康公平必须发挥政府的主导作用和投入的主体作用的基础上，依据健康需求模型，深入分析和揭示了政府卫生投入影响城乡健康公平的机理。进而从健康状况、健康服务和健康投入三个维度构建评价指标体系，科学地测度了中国城乡健康公平的状况及其时空差异，并揭示了其存在的问题。在考察中国政府卫生投入规模及其演变趋势的基础上，实证分析了其对城乡健康公平的影响效应及区域异质性；基于对中国政府卫生投入的功能结构和区域结构考察，实证分析了不同投入结构对城乡健康公平的影响效应和影响机制；考察了"补供方"和"补需方"的政府卫生投入方式的不同效用及其在现实中的运用状况，实证分析了不同投入方式对城乡健康公平的影响效应，探讨了在不同条件下有利于城乡健康公平的政府卫生投入方式的优化组合模式。最后，从扩大和优化投入规模，调整和优化投入结构，转变和优化投入方式，健全和优化相关体制机制等方面，提出了优化政府卫生投入，促进城乡健康公平的政策建议。

关键词：政府卫生投入；城乡健康公平；健康中国

Abstract: Based on the strategic vision of "Healthy China", this report conducts a comprehensive and in-depth study on the relationship between government health investment and urban and rural health equity. On the basis of clarifying and demonstrating that the promotion of urban and rural health equity must play the leading role of the government and the main role of investment, based on the health demand model, the mechanism of government health investment affecting urban and rural health equity is deeply analyzed and revealed. Then, the evaluation index system was constructed from three dimensions of health status, health service and health investment, scientifically measured the status of urban and rural health equity in China and its temporal and spatial differences, and revealed its existing problems. On the basis of examining the scale of Chinese government health investment and its evolution trend, the empirical analysis of its impact on urban and rural health equity and regional heterogeneity; based on the investigation of the functional structure and regional structure of Chinese government health investment, empirical analysis the impact effect and mechanism of different input structures on urban and rural health equity; investigated the different effects of government health investment methods of "supplementary supply side" and "supplementary demand side" and their application in reality, and empirically analyzed different input methods impact on urban and rural health equity, discussing the optimal combination mode of government health investment methods that are beneficial to urban and rural health equity under different conditions. Finally, from the aspects of expanding and optimizing investment scale, adjusting and optimizing investment structure, transforming and optimizing investment methods, improving and optimizing related systems and mechanisms, policy suggestions for optimizing government health investment and promoting urban and rural health equity are put forward.

Key Words：Government investment in health；Urban and rural health equity；Healthy China

目　　录

第一章 健康中国、城乡健康公平与政府作用

一 健康中国建设需要特别关注城乡健康公平

2016 年 8 月，习近平总书记在全国卫生与健康大会上发表重要讲话指出，"要把人民健康放在优先发展的战略地位"，他从实现民族复兴、增进人民福祉、建设社会主义现代化国家的战略高度，深刻论述推进健康中国建设的重大意义、工作方针、重点任务，对"健康中国"建设做出全面部署。2017 年 10 月 18 日，习近平总书记在党的十九大报告中指出，实施健康中国战略，要完善国民健康政策，为人民群众提供全方位全周期健康服务。深化医药卫生体制改革，全面建立中国特色基本医疗卫生制度、医疗保障制度和优质高效的医疗卫生服务体系，健全现代医院管理制度。

依据习近平新时代中国特色社会主义医疗卫生思想，中国政府对"健康中国"战略进行了全面部署和大力推进。2016 年 10 月，中共中央、国务院印发了《"健康中国"2030 规划纲要》，提出推进健康中国建设是全面建设小康社会、基本实现现代化的重要基础，是全面提升中华民族健康素质、实现人民健康与经济社会协调发展的国家战略，是积极参与全球健康治理，履行 2030 年可持续发展议程的重大举措。2019 年 7 月 15 日，国务院印发《国务院关于实施健康中国行动的意见》。该《意

见》强调，国家层面成立健康中国行动推进委员会，制定印发了《健康中国行动（2019—2030 年）》。2019 年 7 月 15 日，国务院办公厅印发《健康中国行动组织实施和考核方案》。《方案》提出，建立健全组织架构，依托全国爱国卫生运动委员会，成立健康中国行动推进委员会。在党中央的决策和部署下，全国各地各级政府部门也相继出台地方性促进居民健康的政策，各级医疗卫生部门更积极行动起来，具体落实相关精神和政策。广大人民群众也越来越关注个人心身健康，以前所未有的热情进行健康投资和健康消费，以个人健康来助推健康中国的实现。健康中国建设作为社会主义现代化建设和实现中华民族伟大复兴的重要战略举措，正在重塑中国人、中华民族的美好健康前景。

在推进健康中国建设中，农村是一个极其重要和关键的部分。中国农村人口众多，地域广阔，医疗发展水平相对落后，促进和提升广大农村和农民的健康水平，是健康中国建设中一项重大而艰巨的任务。改革开放以来，随着经济的高速发展，中国医疗卫生事业和居民健康水平也取得很大进步，但由于种种原因，城乡医疗健康水平的差距仍然很大，城乡健康不公平问题比较突出。

其一，城乡卫生资源不平衡问题突出。从卫生健康投入看，依据《中国卫生和计划生育统计年鉴》数据分析，[①] 中国卫生投入在不断增加，2005—2015 年间，全国卫生费用由 8659.91 亿元增加到了 40974.64 亿元。但政府的卫生费用更多投向了城市，卫生费用的城乡比值在 2005—2014 年间呈上升趋势，从 2.68 上升到 3.04；从人均医疗保健支出看，2005 年城市是 600.9 元，农村是 168.1 元，到 2015 年，城市是 1443.4 元，农

---

① 本节有关医疗健康的数据均依据《中国卫生和计划生育统计年鉴（2016）》整理，中国协和医科大学出版社 2017 年版。

村是 846 元，支出的相对差距在缩小，但绝对差距一直比较大。

从每千人口卫生人员数量看，2005 年中国每千人口卫生技术人员数是 3.49 人，到 2015 年增加至 5.8 人，有了较大进步。但城乡差距一直较大并呈不断扩大趋势，城乡比值从 2005 年的 2.32 扩大到 2015 年的 2.62。具体看，全国的每千人口执业医师数也在不断增加，从 2005 年的每千人口有 1.52 名增加到 2015 年的 2.2 名，但城市地区每千人口拥有的执业医师数量总是高于农村地区，并且有缓慢扩大的趋势，2005 年的城乡比是 2.23，2015 年是 2.31。中国每千人口拥有的注册护士数量在不断增加，2005 年每千人口拥有注册护士 1.06 人，到 2015 年增加到 2.4 人，但城乡之间每千人口拥有的注册护士数存在很大差异，且有缓慢扩大的趋势，中国每千人口注册护士的城乡比值 2005 年是 3.25，到 2015 年变成 3.29。

其二，城乡居民健康水平差距明显。弱势人群特别是婴幼儿和孕产妇的死亡率，是衡量一个地区居民健康水平的重要指标，这方面的城乡差距也很明显。2005—2015 年，中国新生儿死亡率在不断下降，从 2005 年的 13.2‰下降到 2015 年的 5.4‰；2005 年新生儿死亡率的城乡比值是 0.51，2015 年新生儿死亡率的城乡比是 0.52，比值变化不大，但差距一直明显。中国婴儿死亡率也呈不断下降趋势，从 2005 年的 19‰下降到 2015 年的 8.1‰；但农村的婴儿死亡率也远高于城市，2005 年，中国婴儿死亡率的城乡比值是 0.42，到 2015 年是 0.49，差距有所缩小，但仍然很大，农村的死亡率是城市 2 倍以上。5 岁以下儿童死亡率从 2005 年的 22.5‰下降到 2015 年的 10.7‰；同样，城乡差距明显，2005 年 5 岁以下儿童死亡率的城乡比值是 0.42，2015 年仍然达 0.45。从孕妇死亡率看，中国孕产妇死亡率从 2005 年的每 10 万孕产妇死亡 47.7 人，下降到 2015 年的每 10 万孕产妇死亡 20.1 人，进步很大；但农村的孕产妇死亡率依然高于城市，2005 年，孕产妇死亡率的城乡比值是 0.46，到 2015 年是 0.68，差距在缩小，但仍然较大。

从以上提供的统计数据表明，不论是卫生资源还是健康水平，中国城乡医疗卫生的差距仍然很突出，有些方面呈不断扩大态势。城乡健康不公平是制约我国实现全民健康目标，推进健康中国战略的关键性问题之一，亟待非常认真对待，需要在充分调查研究的基础上，对其基本状况及其演变趋势、存在问题及其根源、推进城乡健康公平的机制和对策等，进行深入的探讨和全面的研究。

本著作将立足于"健康中国"战略的高度，从公民健康与政府行为关系的维度，运用现代经济学的理论和方法，借助于充分的数据和事实资料，对这一问题进行深入的探讨，研究具有重要的现实意义。

第一，提高人们对推进健康中国建设和促进城乡健康公平的必要性和意义的认识。本书对政府投入与城乡健康公平关系的理论分析，以及对城乡健康公平状况的实际考察及其存在问题的分析，将提高人们包括政府相关部门对健康中国建设有关问题的理性思考，对推进城乡健康公平的紧迫性和重要性的深入理解，对推进城乡健康公平问题所在及其推进路径的具体认知，从而提高相关主体积极推进城乡健康公平和健康中国建设的自觉性和自主性。

第二，为促进城乡健康公平卫生政策的制定与实施提供决策依据。本书对中国政府卫生投入和城乡健康公平的调研数据和分析材料，将为深化中国卫生事业的改革和发展提供可靠的参考依据；课题有关基于城乡健康公平的政府卫生最优投入规模、最优投入结构和最优投入方式的研究结论，可以为政府相关管理部门制定和实施政策，提供直接的决策依据。

第三，为深化中国卫生体制改革，健全中国特色社会主义卫生体系提供启示。改革开放以来，中国医疗卫生体系也处在不断的改革过程中，应该说，相对其他社会领域，医疗卫生领域的改革及其医疗卫生体系的完善方面存在的问题还是比较多的，特别是在健康公平原则的实现方面，离中国特色社会主义医疗卫生的宗旨，仍有较大距离。现有医疗卫生体系还不能适应和满足推进健康中国战略目标的需要，急需进一步探索和深化改革。城乡健康公平问题是中国医疗卫生发展中的一个根本问题，是解决健康公平问题的重要抓手。本书对城乡健康公平问题的理论、现状、实证和对策研究，无疑对于深化医疗卫生体制改革，健全公共卫生服务均等化机制，完善中国特色社会主义医疗卫生体系，具有积极的启示意义。

　　同时，本著作的研究具有重要的理论价值。本书将拓展和充实卫生经济学和公共经济学的理论研究。本书将从公平与效率两个维度，从投入规模、投入结构、投入方式等多个方面对中国政府卫生投入进行全面的理论和实证研究；将从健康产出公平、卫生服务可及性公平、实际服务利用公平和健康投入公平等方面对城乡健康公平进行综合评价；将基于动态空间计量模型对政府卫生投入与城乡健康公平关系进行多维度、多层次分析。本课题将通过深入的理论分析和科学的实证研究，得出中国政府卫生投入和城乡健康公平关系的新结论，从新的视角揭示政府卫生投入影响城乡健康公平的作用机制，提出中国政府卫生投入的最优规模、合理结构和最佳投入方式的新观点、新对策，这些新的研究及新的结论，将拓展公共经济学、卫生经济学的研究视野和研究内涵，促进中国特色的健康经济学的构建。

二　推进城乡健康公平的必要性和现实意义

（一）推进城乡健康公平是健康中国建设的重中之重

　　《健康中国 2030 规划纲要》提出："全民健康是建设健康中国的根本目的。立足全人群和全生命周期两个着力点，提供公平可及、系统连续的健康服务，实现更高水平的全民健康。"
"建立覆盖城乡居民的中国特色基本医疗卫生制度，健康素养水
平持续提高，健康服务体系完善高效，人人享有基本医疗卫生
服务和基本体育健身服务。"农村居民是中国居民的重要组成部
分，据统计，截至 2018 年，中国户籍人口城镇化率为 43.37%，
也就是说大部分人口还属于农村户口，因此，全民健康首先就
是要实现农村人口健康。同时，由于多方面原因，目前农村居
民健康水平远低于城市居民，农村的卫生投入和医疗卫生条件，
居民医疗的可及性等方面也远远落后于城市，因而如何改善城
乡健康公平状况，是解决全民健康问题的重中之重。因此，只
有加大力度推进城乡健康公平，让城乡全体人民享有所需要的、
有质量的、可负担的预防、治疗、康复、健康促进等健康服务，
才能从根本上实现全民健康的根本目标。

（二）推进城乡健康公平是实现乡村振兴的必然要求

推进乡村振兴，实现农村现代化发展，是实现整个国家现
代化、实现中华民族伟大复兴的重大战略举措。乡村振兴首先
是人的振兴，人的振兴首先需要保障人的健康。经过新中国成
立以来特别是近十余年来政府和相关方面的持续投入和不断努
力，中国农村医疗健康水平取得巨大进步。但存在的问题仍然
很多，农村卫生环境不够优良，医疗资源相对不足，医疗保障
水平不高，看病难、看病贵问题没有从根本上解决，因病致贫、
因病返贫的现象仍时有发生。农村居民医疗健康方面存在的问
题，严重地影响着农村人力资本的质量，影响着农村居民美好
生活的需要，影响着乡村振兴动力和条件。造成农村医疗健康
问题的原因是多方面的，其中，各级政府及相关机构对农村医
疗健康问题重要性认识不够、投入不足，医疗资源过度集中于
城市，是重要原因之一。因此，各级政府和相关主体应提高对
改善和提高农村医疗健康水平的重要性和紧迫性的认识，加大

投入，改革机制，完善政策，从根本上改善农村医疗卫生条件，缓解乃至解决城乡医疗健康不平等问题。这样，才能为乡村振兴提供优良的人力资源，为美好乡村建设创造优良条件，全面提升农村居民的获得感和幸福感。

（三）推进城乡健康公平是促进城乡平衡发展的关键

人民日益增长的美好生活需要与不平衡不充分的发展之间的矛盾是新时期中国社会的主要矛盾，不平衡问题的主要表现是城乡发展的不平衡，因此，推进城乡平衡发展是解决新时期社会主要矛盾，实现社会主义现代化的必由之路。促进城乡平衡发展的根本路径，就是促进城乡融合发展。2019 年 5 月 5 日，中共中央、国务院发布《关于建立健全城乡融合发展体制机制和政策体系的意见》，提出了城乡融合发展的战略目标及其推进机制、政策措施。推进城乡融合发展的重要内容之一，就是实现包括卫生医疗保健服务的城乡公共服务均等化，使城乡居民享有基本一致的医疗卫生资源和健康水平。城乡健康公平对于推进整个城乡融合发展、平衡发展具有重要的意义。城乡发展的不平衡的重要原因，是城乡人力资本、人的发展的不平衡，促进城乡平衡发展，首先需要促进城乡人力资本及人的发展的平衡。健康是人力资本的根本构成，是人的发展最重要的基础。促进城乡医疗健康公平，保障农村居民享有更好的卫生健康服务，才能保障农村人力资本和人的发展水平不断提升，从而促进农村经济社会发展与城市发展的协调性、同步性和平衡性。

三　推进城乡健康公平必须发挥政府的主导作用

推进城乡健康公平是健康中国建设的一项重大任务，也是一项艰巨的任务，需要政府的大力推动，充分发挥政府在整个过程中的主导作用。

（一）推进城乡健康公平是政府的基本职责

健康权是基本人权，健康公平更涉及公民权利的平等，是一项典型的公共产品，需要政府有效提供。我们知道，公共产品的基本特征是消费的非竞争性和非排他性，受外部性和"搭便车"的困扰，必然导致其供给的短缺，因而只有依靠政府出面组织生产和供应才有可能得以解决。政府作为国家最高层次和专业化的社会管理组织，主要职能就是提供公共产品，因而提供健康公平的公共产品，是其应尽职责。城乡健康公平是社会公平的重要体现，追求公平公正是社会主义国家的本质规定。中国政府的根本宗旨，就是全心全意为全体人民服务，保障全体人民的公平公正的权利，因而促进城乡健康公平，是其义不容辞的责任。同时，也只有代表公共利益的政府，能够超脱特殊利益的羁绊，从国家和城乡总体长远发展的战略高度，来制定城乡健康公平的制度、政策和推进措施，从而有效推进其实现。

（二）推进城乡健康公平需要政府统筹协调

推进城乡健康公平涉及城乡多个层次多个方面的利益和行为选择，需要解决一系列问题和矛盾，只有政府主导和统筹，才能有效解决。首先，推进城乡健康公平涉及城乡卫生资源再配置问题，在当前城乡卫生资源占有差距很大且资源增量有限的情况下，推进城乡健康公平，必然要相对减少对城市卫生资源的投入，必然出现城乡对卫生资源的竞争，引发一些新的城乡矛盾；在推进城乡健康公平过程中，行政机制和市场机制都是必需的，二者有协调、合作方面，也有差异和矛盾方面，如运用行政和社会机制推进健康公平，必然降低借助市场机制谋利的相关医药机构利益等，因此也必然发生一定的利益冲突和矛盾。在推进城乡健康公平的诸多主体中，权利如何安排，责任如何分担，利益如何分配，都是一个非常复杂的问题，都需要政府的统筹协调。推进社会公平，从来不是一种简单的帕累托改善，而是一定程度的利益再分配和再调整，不可能自然而然实现，需要一定的强制性力量来推动。在现代社会，只有政府拥有合法使用强制性力量的权力和能力，因而只有借助政府力量才能有效降低来自各方面的阻碍，去推进城乡健康公平。同时，推进城乡健康公平，需要城乡各级政府及相关职能机构、医疗卫生部门、医药企业、城乡社会相关组织和个人等的参与，相互配合，协同推进，只有代表公共利益和具有法定权威的政府，才可能来协调各方关系，制定公平公正的合作机制，实现相关各个方面的协调与合作，有效推进城乡健康公平。

（三）推进城乡健康公平必须加大政府投入

制约中国农村医疗卫生水平改善的根本原因，是长期以来的投入不足。改革开放以来，由于医疗卫生体制改革方面出现了一些偏差，更由于受市场追求效益最大化机制的冲击，卫生资源大部分投向或流向了城市。据统计测算，从2005—2014年10年间卫生经费的投入，城市是农村的3倍以上。① 要从根本上改变这种医疗卫生投入不平衡的格局，只有政府强力作为才能做到。推进城乡健康公平，需要大量的投入来改善和提升农村的医疗卫生设施和条件。这些投入政府可以利用相关政策，引导和激励相关社会主体的投入，但医疗健康服务作为一种公共产品，存在很大的外部性，社会的投入总是有限的，大部分的投入只能由政府来承担。通过改革开放以来长期经济高速发展的积累，中国政府也具备了雄厚的财力来加大对农村健康的投入。在全面统筹的基础上，加大政府对农村医疗卫生事业的投入规模，优化其投入结构，完善其投入机制，是推进城乡健康公平的根本保障。

---

① 《中国卫生与计划生育统计年鉴（2016）》，中国协和医科大学出版社2017年版。

四　城乡健康公平与政府卫生
支出的相关文献综述

自 20 世纪 70 年代开始，健康公平逐渐成为各国政府关注的热点问题。关于健康公平的概念，国外学者很早就对其丰富的内涵进行了探析。Whitehead 对健康公平的定义在卫生领域被广为认可和使用，即每一位社会成员应有公平的机会达到最佳的健康状态，只要可以避免，不应有人在健康方面受到不利的影响。[①] 1996 年，世界卫生组织和瑞典国际开发合作署在一份报告《健康与卫生服务的公平性》中强调，健康公平体现的是需要的满足程度。之后，Braveman 等提出了健康公平的可操作性定义，其将财富、权利及声望所决定的社会地位纳入到健康公平的研究中，这使对健康公平的研究迈上了一个新的台阶。[②] 在政府卫生投入对健康的影响方面，国外的相关研究是伴随着政府公共支出对经济增长的影响而逐渐展开和完善的。Aisa 等通过其建立的内生寿命模型得出结论，发现政府支出与经济增长负相关，但对寿命和储蓄有正向作用。政府对卫生领域的资金投入是为了有效改善人们的健康水平，但是越多的政府卫生支出是否就越能够提高人们的健康水平？从已有的实证文献来看，这个答案并不确定，研究结果差异较大。[③] 有的学者认为公共卫

---

① Whitehead M. ，"The Concepts and Principles of Equity and Health"，*International Journal of Health Services*：*Planning*，*Administration*，*Evaluation*，Vol. 22，No. 3，1992，p. 429.

② Braveman P. ，Gruskin S. ，"Defining Equity in Health"，*Journal of Epidemiology & Community Health*，Vol. 57，No. 4，2003，pp. 254 – 258.

③ Aisa R. ，Pueyo F. ，"Government Health Spending and Growth in a Moder of Endogenous Longevity"，*Economics Letters*，Vol. 90，No. 2，2006，pp. 249 – 253.

生支出有利于健康改善①，也有学者认为公共卫生支出对健康的影响要么很小，要么在统计上不显著。② 就健康公平视角而言，这一研究的结论差异也较大。Jamison 等使用非均衡过程分析，利用面板数据对 5 岁以下儿童死亡率进行分析，分析结论表明公共卫生支出降低了经济欠发达的拉丁美洲国家的死亡率。实证结果说明卫生投入可以促进健康公平。Jeffery Sachs 认为，健康和卫生的投入对落后地区经济发展有着非常重要的影响，政府在健康和卫生方面的投入过低意味着贫困人口不能获得足够的医疗服务，健康公平便无法得到保证，此时政府在健康和卫生方面的投入应当起到保证贫困人口获得足够的医疗保障，防止城乡居民因为一些疾病导致贫困的作用。③ 国外的相关研究比较具体、深入，但不够全面，缺乏宏观性、系统性研究；对政府卫生投入与健康公平关系认识不同，歧义较大。

　　国内对卫生投入的研究主要集中于卫生支出理论、卫生投入规模、卫生支出公平性、公共卫生支出效率、公共卫生投入国际比较、公共卫生服务均等化及其公共卫生体系的改革等方面。而国内学者关于政府卫生支出与居民健康关系的研究相对较少。王俊、昌忠泽和徐颖科、刘海庆根据 Grossman 的健康生产函数，研究发现公共卫生支出的增加对健康水平有显著的促

① Anand S. , Ravallion M. , "Human Development in Poor Countries: On the Role of Private Incomes and Public Services", *The Journal of Economic Perspectives*, Vol. 7, No. 1, 1993, pp. 133 – 150; Gupta S. , Verhoeven M. , "He Efficiency of Government Expenditure: Experiences from Africa", *Journal of Policy Modeling*, Vol. 23, 2001, pp. 433 – 467.

② Musgrove P. , "Public and Private Roles in Health: Theory and Financing Patterns", *World Bank Dicussion Paper*, No. 339, Washington, D. C. , 1996; Filmer D. , Pritchett L. , *Child Mortality and Public Spending on Health: How Much Does Money Matter?* World Bank Publications, 1997.

③ Jamison D. T. , et al. , "Disease Control Priorities in Developing Countries", Oxfordshire: Oxford Mdeical Publication, 2006.

进作用;① 张宁等却发现公共卫生支出与健康生产效率的关系并不显著，公共健康支出比例越高的地区往往其健康生产效率越低;② 而杨玲、时秒运用 DEA 方法，通过对中国 31 个省区进行分阶段研究，发现政府卫生支出对健康的影响区域差异明显。③ 总的来说，国内对于政府卫生投入与健康公平之间的关系认识还处于探索阶段，目前还没有形成较为成熟的理论和观点。

（一） 公共卫生支出相关研究

1. 卫生支出研究

本节从政府卫生支出规模、政府卫生支出结构、政府卫生支出绩效评价研究三个方面对国外和国内相关文献进行梳理，以期为研究提供理论支撑。

在中国，财政公共卫生支出指各级政府用于卫生事业的财政拨款，可分为公共卫生服务经费和公费医疗经费，即各级政府为部分人群提供医疗保障和用于广大社会成员治病防病、保障群体健康的经费，反映了政府财政对医疗卫生的支出力度和投入水平。具体包括各级政府用于医疗卫生服务、医疗保障补助、卫生和医疗保险行政管理事务、人口与计划生育事务、卫生检验检疫、计划免疫、传染病控制、环境卫生和健康教育支出等各项事业的经费。

对于卫生支出的研究，目前国内已有的文献主要偏重于对于

---

① 王俊、昌忠泽:《中国宏观健康生产函数:理论与实证》，《南开经济研究》2007 年第 2 期;徐颖科、刘海庆:《我国农村居民健康影响因素实证分析——基于健康生产函数》，《山西财经大学学报》2011 年第 1 期。

② 张宁、胡鞍钢、郑京海:《应用 DEA 方法评测中国各地区健康生产效率》，《经济研究》2006 年第 7 卷第 92 期。

③ 杨玲、时秒:《中国政府卫生支出健康绩效实证研究——基于 2010 年省际数据分析》，《中国地质大学学报》（社会科学版）2013 年第 13 卷第 3 期。

政府卫生支出本身的描述性研究，研究内容主要集中在对于政府卫生支出的依据、水平机构及投入不足的认识上。王小林通过国际比较，认为中国政府卫生支出占卫生总费用的比例远远低于世界水平，甚至低于许多发展中国家的水平。[①] 王曲、刘民权从政府的卫生支出占财政支出的相对比例以及占卫生总费用比重的比较中，揭示出政府卫生支出曾出现逐年下降的趋势。[②] 刘军民认为中国各级政府之间卫生投入的划分不合理，卫生支出在各级政府之间的高度分权，导致地方政府承担比例过大。[③]

对政府卫生支出的城乡差距、区域差距，不少学者也进行了研究，赵郁馨等通过对中国卫生总费用的测算，得出城市和农村之间卫生资源配置严重不平衡的结论。[④] 代英姿等认为在纯粹的公共卫生服务和较强的公共服务性质的项目中政府投入不足，对于卫生资源的配置的不合理还表现在医疗服务项目的配置上大多数用于城市，而城市医疗资源用于大医院。[⑤] 对于政府卫生投入不足的原因，饶克勤、刘远立认为是社会变迁和财政分权化导致政府卫生投入不足。[⑥] 朱玲认为主要是由于政府仅仅将公共卫生支出当作福利性消费，而没有对人力资本投资效应

[①]　王小林：《中国农村卫生事业发展的财政支持政策》，《财政研究》2006 年第 3 期。

[②]　王曲、刘民权：《健康的价值及若干决定因素：文献综述》，《经济学（季刊）》2005 年第 4 期。

[③]　刘军民：《公共财政下政府卫生支出及管理机制研究》，《经济研究参考》2006 年第 94 期。

[④]　赵郁馨、万泉、张毓辉、翟铁民、应亚珍：《2006 年我国卫生总费用测算结果与基本卫生服务筹资方案》，《中国卫生经济》2008 年第 4 期。

[⑤]　代英姿、王兆刚：《中国医疗资源的配置失衡与调整》，《东北财经大学学报》2014 年第 1 期。

[⑥]　饶克勤、刘远立：《经济转型与健康转变：中国和俄罗斯的比较（之一）》，《中国卫生经济》2001 年第 4 期。

给予足够的重视。①

2. 卫生支出规模和结构研究

学者对于卫生支出规模与结构也进行了分析，主要是在目前国内卫生支出的描述性统计的基础上提出一些政策建议。代英姿对中国目前存在的卫生支出项目结构不合理的现状进行描述，认为造成这一结果的原因一方面是由于市场化转轨过程中没有按照公共财政的要求，而是对所有医疗机构实行差额的预算拨款，这种卫生资金的配置方式导致一些主要的公共卫生项目由于资金的缺乏而供给不足；另一方面，各地区之间的公共卫生支出的差异改革开放之前就存在，而改革开放以后有更加扩大化的趋势；另外，由于地方财力的不同导致公共卫生支出结构区域差异较大，从而造成区域之间公共卫生支出的差异较大。② 赵郁馨等通过对 2005 年中国卫生筹资水平、卫生费用的筹资构成进行描述，结合国际比较以后认为，中国的卫生筹资制度不够完善，缺乏综合性的卫生筹资战略和公平的卫生筹资机制，同时在监管和评价体系的建设上也存在缺陷，这些都严重制约了卫生的改革和发展。③ 王俊对中国卫生支出的规模进行系统全面的研究，得出的结论有：从国家水平看，中国政府卫生支出并不是其他学者所说的"投入不足"，而是初具规模，并且一直保持持续增长的势头，医疗卫生所面临的问题需要通过更多的研究卫生支出的"投入有效性"来解决。④ 毛晖等认为

① 朱玲：《公办村级卫生室对保障基本医疗保健服务供给的作用》，《中国人口科学》2000 年第 4 期。

② 代英姿：《医疗卫生需求与公共卫生支出》，《辽宁大学学报》（哲学社会科学版）2005 年第 4 期。

③ 赵郁馨、万泉、应亚珍、张毓辉：《2005 年中国卫生总费用测算结果与基本卫生服务筹资》，《中国卫生经济》2007 年第 4 期。

④ 王俊：《中国政府卫生支出规模研究——三个误区及经验证据》，《管理世界》2007 年第 2 期。

公共卫生属于有组织的集体活动，其供给隶属于公共产品供给的范畴，因而需要政府出面承担有关责任。中国公共卫生财政投入总量有所欠缺，投入的区域结构和层次结构不合理，经费使用效率也比较低。要解决这些问题，需要发挥财政的主导作用，明确各级政府的卫生职责，以及提高经费使用效率等。①

估算卫生投入规模的文献以及预算方法较多，如代英姿选取了世界银行的 5 个公共卫生项目，以中国 2000 年的公共卫生项目实际支出为基准，依据世界银行的低收入标准和中等收入标准分别计算了中国公共卫生支出的规模，指出理想的公共卫生支出应分别增长 1.5 倍和 3 倍；② 李梦娜采用预算法计算得出我国公共卫生规模仅占 GDP 的 1.07%。③ 以上基于预算的估计方法较容易实现，但由于预算内容所包含项目在选择上存在较强的主观性，使得预算方法受研究者的判断影响较大。肖海翔等沿用生产函数方法，发现中国公共卫生支出是生产性支出，最优规模应占 GDP 的 11.9%。④ 刘乐帆结合经济增长和政府GDP 研究了政府医疗卫生支出的最优规模，并分析得出政府医疗卫生支出与经济增长之间具有正向促进的关系。⑤

关于政府卫生支出城乡结构方面的研究主要有：刘军民在研究政府卫生支出及卫生管理机制时，发现中国卫生总费用中的政府投入部分对比其他国家来说比较低，而且在城乡结构、

---

① 毛晖、姬艳飞：《中国公共卫生财政投入状况分析》，《山东经济》2008 年第 2 期。

② 代英姿：《公共卫生支出：规模与配置》，《财政研究》2004 年第 6 期。

③ 李梦娜：《我国政府卫生支出的最优规模》，《当代经济》2008 年第 8 期。

④ 肖海翔、刘乐帆、邵彩霞：《中国政府卫生支出的最优规模及其实现》，《中国社会科学院研究生院学报》2011 年第 4 期。

⑤ 刘乐帆：《我国政府卫生支出最优规模研究》，硕士学位论文，湖南大学，2011 年。

公共卫生与营利性医院、大医院与基层社区医院、预防与治疗四个方面的卫生支出结构不合理。① 孙晓鸥和王成新则指出中国城乡之间存在严重的卫生不公平，体现在医疗资源的供给和需求的不平衡上，造成这种不公平的直接原因在于政府卫生支出结构的不合理以及医疗机构利益导向，政府应改变"轻预防，重治疗"的指导思想，进行医疗保障体制改革，逐步改变这种不公平的状况。② 刘民权、俞建拖和李鹏飞提出中国政府卫生支出的水平、结构以及各级政府的负担比例影响了国民享受卫生服务的公平性。③ 王延中也认为中国城乡居民医疗保障享有的情况存在很大的差别，城乡医疗保险覆盖率存在很大的差距，人民健康状况发生分层，中国有一些大城市居民的健康状况已经接近发达国家的水平，而在中西部地区，居民平均期望寿命明显低于全国的平均水平。④ 大多数学者对于中国卫生支出的结构和规模的认识都比较一致，即在投入规模上政府投入力度有待于进一步加强，卫生支出的结构以及政府卫生支出项目结构不是很合理，因而有必要对卫生融资以及投入机制进行改革。

3. 公共卫生支出公平性研究

对公共卫生支出公平性的研究主要有区域间和城乡间公共卫生支出公平性两个方面的研究。修燕、徐飚认为中国卫生服务公平性存在卫生保障覆盖面小、卫生资源配置不合理、卫生

---

① 刘军民：《公共财政下政府卫生支出及管理机制研究》，《经济研究参考》2006 年第 94 期。

② 孙晓鸥、王成新：《我国医疗卫生领域的公平性分析以及政策建议》，《商业经济》2006 年第 10 期。

③ 刘民权、俞建拖、李鹏飞：《学费上涨与高等教育机会公平问题分析——基于结构性和转型性的视角》，《北京大学教育评论》2006 年第 2 期。

④ 王延中：《转型时期的卫生问题与健康公平》，《中国工业经济》2005 年第 12 期。

服务费用分担不合理等问题。① 姚有华、冯学山认为，应该实施区域卫生规划，卫生经费投入要向农村、欠发达地区以及弱势群体倾斜；此外，开展初级卫生保健，发展社区卫生服务可以大大提高卫生服务的公平性和可及性。② 张磊和贺雪娇选取1997—2005 年间的数据从公共卫生支出规模、人均公共卫生支出规模两个方面分析了不同区域与城乡间公共卫生支出的不公平现象，并提出了完善中国公共卫生支出公平性的建议。③ 许敏兰和罗建兵从公共卫生经费和公共卫生资源视角分析了东、中、西部三个地区公共卫生服务的均等化，认为要实现公共卫生均等化目标，短期内需要构建以需求为导向的公共卫生供给模式，完善转移支付制度；长期内必须平衡区域经济发展水平，提高落后地区自身财力。④ 金文莉经过研究发现，由于东、中、西部地区之间存在经济发展水平的差距以及财政收入能力的不同，导致不同地区在人均公共卫生支出的规模、卫生医疗条件上都存在差异。应通过合理配置卫生资产、加大转移支付力度来缩小各地区之间在公共卫生资产布局方面的差异，促进各地区人民的健康公平。⑤ 兰相洁基于中国地区间公共卫生服务差异化的现实，选取 1999 年和 2008 年的数据运用泰尔指数法从公共卫生支出角度对中国公共卫生服务水平的均等化问题进行了实证分析，结果表明三大区域虽然非均等化在不同程度上存在，但

---

① 修燕、徐飚：《卫生服务公平性研究》，《中国卫生事业管理》2002 年第 6 期。

② 姚有华、冯学山：《关于改善我国卫生服务公平性的思考》，《中国卫生资源》2004 年第 1 期。

③ 张磊、贺雪娇：《剖析新型农村合作医疗制度的筹资意愿与能力》，《农村经济》2007 年第 5 期。

④ 许敏兰、罗建兵：《我国公共卫生服务的区域均等化分析——基于公共卫生经费和公共卫生资源的视角》，《经济论坛》2010 年第 12 期。

⑤ 金文莉：《我国区域公共卫生资源布局均等化研究》，《郑州航空工业管理学院学报》2010 年第 28 卷第 5 期。

近几年地区之间的差异总体上有所缩小，并提出了新时期中国公共卫生服务均等化和财政体制改革的建议。[①]

4. 公共卫生投入与居民健康水平研究

国外学者对于公共卫生支出与总体健康水平之间的关系研究文献较多。有的研究表明，公共卫生支出确实有利于健康改善（主要使用婴儿死亡率及儿童死亡率指标衡量健康水平），而有的学者也得出相反结论，认为公共卫生支出对健康状况的影响要么很小，要么在统计上是不显著的。

Anand 和 Ravallion 对 86 个发展中国家的截面数据进行跨国分析，分析结果认为收入增长对预期寿命之间的关系主要通过公共卫生支出的作用产生。[②] Jamison 等使用非均衡过程分析，利用 1960—1990 年的面板数据对 5 岁以下儿童死亡率进行分析，分析结论表明公共卫生支出降低了拉丁美洲国家的死亡率。在这一路径下，卫生投入可以促进健康公平。[③] Gupta 和 Verhoeven 通过对非洲 37 个国家 1984—1995 年的政府教育和卫生支出的有效性进行评估，发现在几内亚、圭亚那和莱索托，政府卫生支出的增加对于健康水平的提高有显著的积极影响。[④] 2002 年 Gupta 等再次通过对 50 多个发展中国家和转型国家的截面数据进行分析，同样得出公共卫生支出对于婴儿及儿童死亡率的下降有正向的影响。Wang 利用 1990—1999 年期间 60 个低

---

① 兰相洁：《中国区际公共卫生服务水平差异的变化：运用泰尔指数的测度方法》，《财经理论与实践》2010 年第 31 卷第 4 期。

② Anand, Sudhir and Martin Ravallion, "Human Development in Poor Countries: On the Role of Privat Incomes and Public Services", *Journal of Economic Perspectives*, Vol. 7, No. 1, 1993, pp. 133 – 150.

③ Jamison D. T., et al., *Disease Control Priorities in Developing Countries*, Oxfordshire: Oxford Mdeical Publication, Vol. 31, 1993.

④ Gupta S., Verhoeven M., "The Efficiency of Government Expenditure: Experiences from Africa", *Journal of Policy Modeling*, Vol. 23, No. 4, 2001, pp. 433 – 467.

收入国家人口与健康调查数据（DHS），从国家和城乡两个层面对健康决定因素进行分析研究。结论认为，在国家层面电力可及性、人均收入和婴儿的免费接种率以及公共卫生支出显著降低了死亡率；按城乡进行分析时，在城市地区，电力可及性作用较大，而在农村地区，婴儿的免费接种率能有效降低5岁以下儿童死亡率；公共卫生支出比例增加能够降低城市的婴儿死亡率，但在农村则效果不显著。[1] Mayer 和 Sarin 通过对美国经济社会不平等和婴儿死亡率之间的联系机制进行分析，发现公共卫生支出与婴儿死亡率的下降有关。[2]

也有的学者在对公共卫生支出与健康水平之间的关系进行研究时得出相反的结论：Wolfe 的研究结论认为，卫生支出尤其是公共卫生支出，对健康的影响几乎不存在。[3] Legrand 使用17个 OECD 国家的截面数据分析公共卫生支出与健康之间的关系，结论认为，在控制人均卫生支出、人均 GDP 与收入不公平的前提下，公共卫生支出与平均死亡年龄存在着负相关关系，但是统计上显著性较差。[4] Musgrove 的研究中，通过对儿童死亡率决定因素进行分析，认为收入的决定作用是显著的，而卫生支出占 GDP 的比重、卫生支出中政府卫生支出的比重以及公共卫生

①　Wang Limin，"Health Empirical Findings Outcomes in Low-Income Countries from Demographic and Health and Policy Implications：Surveys"，*World Bank Policy Research Working Paper*，No. 2831，2002.

②　Mayer，Susan E.，Sarin Ankur，"Some Mechanisms Liking Economic Inequalityand Infant Mortality"，*Social Science and Medicine*，Vol. 60，2005，pp. 439 – 455.

③　Wolfe B.，"Health Status and Medical Expenditures：Is There a Link?"，*Social Sciences and Medicine*，Vol. 22，No. 10，1986，pp. 993 – 999.

④　Legrand，J.，"Inequalities in Health：Some International Comparison"，*Eumpean Economics Review*，10. 1016/0014 – 2921（87）1987.

支出占 GDP 的比重的决定作用均不显著。① Filmer 和 Prichett 采
用 UNICEF 和世界银行的跨国数据，利用工具变量法，估计公共
卫生支出及非医疗支出对 5 岁以下儿童死亡率和婴儿死亡率的
影响。研究结果显示，收入可以单独解释婴儿死亡率的 84%，
社会经济变量能够解释 11%，而公共卫生支出仅能解释的 1%
的 1/6，而且在统计上不是显著的。② Berger 和 Messer 同样利用
20 个 OECD 国家的 1960—1992 年的面板数据进行分析，甚至得
出较高的公共卫生支出与较高的死亡率正相关的结论。③

　　相比于国外学者对于公共卫生支出与健康之间的关系研究，
国内学者对于公共卫生支出与健康之间关系的讨论文献并不多见。
张宁等利用 2000 年的数据，采取 DEA 方法，对卫生财政支出对
健康的效率生产效率的影响进行分析。结论认为，公共卫生支出
占 GDP 的比例与健康效率之间的关系虽然不显著，但公共健康支
出比例较高的地区其健康生产效率相对较低。进一步，作者认为
中国改革开放以来的公共卫生投入方向上存在的偏差是公共卫生
支出利用效率低下的原因。④ 王俊利用 1997—2005 年的省级面板
数据，对政府卫生支出与健康水平在之间的关系进行研究，结论
认为在中国政府卫生支出是决定个人健康水平的重要因素。⑤

---

　　① Musgrove P.，"Public and Private Roles in Health：Theory and Finan-cing Patterns"，*World Bank Dicussion Paper*，No. 339，Washington，D. C.，1996.

　　② Filmer D.，Hammer J. S.，Prichett L.，"Health Policy in Poor Countries：Weak Links in the Chain"，*Policy Research Working Paper*，1998.

　　③ Berger M. C.，Messer J.，"Public Financing of Health Expenditures，Insurance，and Health Outcomes"，*Applied Economics*，Vol. 34，No. 17，2002，pp. 2105 – 2113.

　　④ 张宁、胡鞍钢、郑京海：《应用 DEA 方法评测中国各地区健康生产效率》，《经济研究》2006 年第 7 卷第 92 期。

　　⑤ 王俊：《中国政府卫生支出规模研究——三个误区及经验证据》，《管理世界》2007 年第 2 期。

5. 公共卫生投入与健康公平研究

在对健康水平进行研究的同时，也有不少学者开展了对于公共卫生支出与健康公平性之间的研究。而且，随着穷国与富国之间健康差距的不断扩大，对健康公平性的研究也越来越受到人们的关注。对于健康公平性与公共卫生支出水平之间的关系，目前为止实证分析检验的结果还是比较有争议的。

对于健康公平性的研究，大部分的研究是基于公共卫生支出对于不同收入群体的健康状况的影响进行研究的。很多学者认为公共卫生支出能够有效地改善健康公平性，缩小健康差距。Bidani和 Ravallion 在 35 个国家截面数据技术上建立随机系数模型，以不同的日生活费用为贫困线划分人群，分别估计公共卫生支出对期望寿命和婴儿死亡率的影响。结论认为，公共卫生支出对穷人的健康影响要大于对富人的健康影响，因而公共卫生支出有利于缩减不同收入人群之间的不公平性。[1] 世界银行 1995 年的研究结论也认为，菲律宾的公共卫生支出对于降低贫困地区的婴儿死亡率具有显著作用。Deolalikar 发现印尼的公共卫生支出对于贫困儿童疾病的发生和持续时间都有显著的影响。[2] Gupta 等利用截面数据对公共卫生支出与穷人健康状况之间的关系进行估计，结论认为，穷人的健康状况比富人要差，而同时在公共卫生支出方面对穷人健康影响要比富人大得多。在穷人中公共卫生支出每增加 1% 所引起的儿童死亡率的下降几乎等于在富人中增加 1% 带来效果的 2 倍，对儿童死亡率的研究也得出类似的结论。[3]

---

① Bidani B., Ravallion M., "Decomposing Social Indicators Using Distributional Data", *Journal of Econometrics*, Vol. 77, No. 1, 1997, pp. 125 – 139.

② Deolalikar A. B., "Attaining the Millennium Development Goals in India", World Bank, 2005.

③ Gupta S., Clements B. J., Baldacci E., et al., "Expenditure Compositon, Fiscal Adjustment, and Growth in Low-income Countries", *IMF Working Paper*, 2002.

Wagstaff 等认为，公共卫生支出与较低的婴儿死亡率和儿童死亡率关系密切，但是这一关联只存在于低收入人群中。①

　　同时也有研究结果表明，公共卫生支出与健康公平之间没有关系，对健康公平的改善没有任何影响。通过对各国家数据的分析，以健康集中指数作为变量，研究公共卫生支出占 GDP 的比重、人均卫生支出、人均收入及人均收入的基尼系数对健康公平性的影响。结果发现，无论是人均卫生支出，还是公共卫生支出占卫生总费用的比重，均对健康公平性没有影响。反而，收入的基尼系数与健康公平之间在统计上存在显著的正向关系。Castro-Leal 等通过对 7 个非洲国家数据的研究发现，对于医疗卫生项目的公共卫生补助给富人带来的影响超过给穷人带来的影响，而针对公共卫生以及疾病预防项目的补助对穷人的影响更大。从公平性角度来讲，如果公共卫生项目没有集中于穷人使用的服务项目上，对健康公平水平将会带来不利的影响。② Wagstaff 同样利用健康指数来进行研究，选取 42 个国家的数据，对发达国家和发展中国家健康不平等趋势进行评价，研究结果认为随着收入水平的提高，健康不平等有加剧的趋势，提高公共卫生支出占卫生总费用的比例能够有效地改善健康公平性，但是变量之间的回归系数也是不显著的。③

　　相比于国外学者对于公共卫生支出与健康之间的关系研究，国内学者对于公共卫生支出与健康之间关系的讨论文献并不多

---

　　① Wagstaff A., Watanabe N., "What Difference Does the Choice of SES Make in Health Inequality Measurement?", *Health Economics*, Vol. 12, No. 10, 2003, pp. 885 – 890.

　　② Castro-Leal F., Dayton J., Demery L., et al., "Public Spending on Health Care in Africa: Do the Poor Benefit?", *Bulletin of the World Health Organization*, Vol. 78, No. 1, 2000, p. 66.

　　③ Wagstaff A., "Poverty and Health Sector Inequalities", *Bulletin of the World Health Organization*, Vol. 80, No. 2, 2002, pp. 97 – 105.

见。张宁等利用列年的数据，采取 DEA 方法，对卫生财政支出对健康生产效率的影响进行分析。① 结论认为，公共卫生支出与健康生产效率之间的关系虽然不显著，但公共健康支出的比例较高的地区其健康生产效率相对较低。进一步，作者认为中国改革开放以来的公共卫生投入方向上存在的偏差是公共卫生支出利用效率低下的原因。

（二）健康公平相关研究

1. 健康公平相关研究综述

（1）健康及其重要性研究

王曲、刘民权从健康内在价值和健康工具性两方面对健康的重要性进行了阐述。通过借鉴 Sen 的可行能力以及哈克的人类发展理论，他们认为健康的内在价值一方面体现在健康是一项重要的可行能力，是人类幸福的本源，另一方面体现在健康是人类发展的首要目标，是社会进步的重要表现。② Collins 等指出健康已经成为人类最重要的目标和基本需求，健康的需要和实现已经成为一个普遍的社会焦点问题，在世界各国和各个人群中都受到了普遍重视。③ 樊桦认为健康是重要的人力资本，健康状况良好能够使个人和家庭具备创造和获得更多财富的能力，而农村地区出现的健康状况普遍恶化使很多农村个人和家庭陷入可能的恶性循环，即由于不具备较好的健康状况，甚至陷入疾病状态，他们的人力资本遭到削弱，创造财富的能力减弱，

---

① 张宁、胡鞍钢、郑京海：《应用 DEA 方法评测中国各地区健康生产效率》，《经济研究》2006 年第 7 卷第 92 期。

② 王曲、刘民权：《健康的价值及若干决定因素：文献综述》，《经济学（季刊）》2005 年第 4 期。

③ Collins E.，Klein R.，"Equity and the NHS: Self-reported Morbidity, Access, and Primary Care"，*British Medical Journal*，Vol. 281，No. 6248，1980，pp. 1111 – 1115.

从而陷入了"贫困—疾病—贫困"的恶性循环。① 刘仲翔认为,健康已经成了主要的社会价值观念之一,社会各界重视健康,把健康作为追求的价值之一,同时,各类媒体将健康观念作为价值宣传的主要宗旨之一。② 杜乐勋指出,健康应当被认定为人类最基本的权利,这项权利是其他所有权利的基础,也是人类社会发展的终极目标之一,所以,应当把促进民众健康提高到保障民众基本权利实现的高度来重视。③ 郑大喜指出,健康是人类的基本权利,为了保障人们获得健康的基本权利,应当特别注重基本卫生服务的普遍公平享有,尤其是对农村的医疗卫生服务应当与城市没有差异,即实现"人人公平享有",同时,还应在生活质量,其中包括营养和生活条件等方面加以促进,另外,教育等方面的改善以及社会各个部门的广泛参与也是不可或缺的。④ 东风研究指出,健康对于一个人获得效用至关重要,如果一个人没有健康作为基本人力资本要素,个人没有健康,他也无法获得劳动收入,健康在人类追求的各种价值目标中成为最为重要、核心和首要的价值目标,所以,人们也更加注重健康方面的公平性,而对医疗保健等方面的需求也成为健康公平的扩展需求,同时,促进健康公平还需要建立医疗保障制度,而为了更好地保障健康的公平性,医疗保障制度还需要具备广泛覆盖、政府主导、重视基本医疗服务、保护弱势等几个方面

---

① 樊桦:《农村居民健康投资不足的经济学分析》,《中国农村观察》2001 年第 6 期。

② 刘仲翔:《健康责任与健康公平》,《甘肃社会科学》2006 年第 4 期。

③ 杜乐勋:《我国公共卫生投入及其绩效评价》,《中国卫生经济》2005 年第 11 期。

④ 郑大喜:《医疗改革中的政府责任:基于公正伦理原则的考量》,《医学与社会》2009 年第 7 期。

的特点。① 樊明的关于健康对劳动力市场的实证影响具有开创性的意义，论述了健康的极端重要性，并将不健康的代价划分为两个大的方面，即直接代价和间接代价，直接代价主要包括治疗、护理和疾病防御等方面的直接医疗支出；间接代价主要指的是疾病引起的间接损失，其中包括劳动时间的减少、休闲减少等。②

（2）健康公平研究

1978 年世界卫生组织在《阿拉木图宣言》中提出"人人享有卫生保健"的战略口号，1984 年世界卫生组织欧洲区开始社会公平与健康行动，以健康公平为基础制定了 38 项具体目标。1998 年第 50 届世界卫生大会将在国家间和国家内部促进健康公平作为 21 世纪人人享有卫生保健的总体目标之一。Whitehead 把健康不公平定义为不必要的、可以避免的、不公正和不正义的健康差别。③ Culye 和 Wagstaff 从四个维度对医疗卫生的公平性进行定义：效用的平等、根据需要进行分配、获取机会的平等以及健康的平等，并指出健康平等是医疗卫生的支配原则，医疗卫生服务的分配应该是为了尽可能地实现居民健康状况的平等。④ Braveman 和 Gruskin 指出，健康公平是一种道德价值观念，属于规范范畴，与人权原则密切相关并保持一致。为更具有操作性，把健康公平定义为处于社会优势或劣势地位（财富、权力或声望等）的不同群体之间不存在系统性的健康差异，并

---

① 东风：《全民医保维系健康公平》，《中国药物经济学》2006 年第 2 期。

② 樊明：《健康经济学：健康对劳动市场表现的影响》，社会科学文献出版社 2002 年版，第 7—17 页。

③ Whitehead M. , "The Concepts and Principles of Equity and Health", *International Journal of Health Services: Planning, Administration, Evaluation*, Vol. 22, No. 3, 1992, p. 429.

④ Culyer A. J. , Wagstaff A. , "Equity and Equality in Health and Health Care", *Journal of Health Economics*, No. 12, 1993, pp. 431 – 457.

对健康公平与健康平等进行了区分。[1]

在国内方面，关于健康公平的理论研究起步较晚，主要集中于对健康公平已有的研究进展进行介绍和总结。星一等、陈家应等分别对健康公平性的理论研究进展进行了综述，对健康公平的背景、内涵及影响因素进行了总结梳理。[2] 马亚娜等介绍了国际上关于健康不平等的四种理论。[3] 张静靖、毛正中等对成都市失业下岗人员与在岗人员的健康公平性进行比较研究，发现下岗失业人群对卫生服务存在高需要、低利用的情况。饶克勤总结了健康不公平及其全球发展趋势，认为由个体选择自由度很小的决定因素（如生活方式、工作环境、医疗保健和其他公共服务的可及性等）引起的健康差异是可以避免的，是不公平的。[4] 李敏对健康公平性及其影响因素的理论研究进展进行了综述，指出健康公平是每个人都应有公正的机会发挥其全部的健康潜能，任何人都不能被剥夺该权利，健康公平是社会公平的重要方面。[5] 侯剑平发现经济发展水平与医疗资源配置水平越高的地区，居民的健康程度也相应地越高。[6] 杨红燕运用基尼系数、洛伦兹曲线等分析工具研究得出，新型农村合作医疗制度

---

[1]　Braveman P. , Gruskin S. , "Defining Equity in Health", *Journal of Epidemiology & Community Health*, Vol. 57, No. 4, 2003, pp. 254 – 258.

[2]　星一、郭岩：《健康公平的研究进展》，《国外医学》（医院管理分册）1999 年第 4 期；陈家应、龚幼龙、严非：《卫生保健与健康公平性研究进展》，《国外医学》（卫生经济分册）2000 年第 4 期。

[3]　马亚娜、刘艳：《国际上关于健康不平等的四种理论》，《国外医学》（卫生经济分册）2002 年第 2 期。

[4]　饶克勤：《健康不公平及其全球发展趋势》，《中国医院》2004 年第 1 期。

[5]　李敏：《对健康公平性及其影响因素的研究》，《中国卫生事业管理》2005 年第 9 期。

[6]　侯剑平：《中国居民区域健康公平性影响因素实证研究》，《特区经济》2006 年第 213 卷第 10 期。

显著降低了城乡卫生服务筹资的基尼系数。①

2. 健康公平影响因素研究

影响健康公平的因素很多，国内外很多学者从收入、教育、种族、性别、社会经济地位、制度等因素入手，进行了大量研究。

（1）国外研究现状

国外学者认为导致健康不公平的因素集中体现在三方面：经济物质因素、社会资本因素、卫生服务利用过程因素。

英国健康公平研究小组发现，物质生活条件、收入、住房、工作等是造成健康不公平的主要原因。Richard Wilkinson 等研究发现一个国家在社会地位上越平等，该国家的健康水平就越高。在发达国家，健康水平最高的并不是那些最富有的国家，而是那些最具有社会公平性的国家。② M. Sutton 等研究苏格兰1995—1998 年的卫生调查数据发现，苏格兰存在着健康的纵向不公平，且程度大于横向不公平，两种不公平都是社会经济不公平引起的。③ Wagstaff 等人在对加拿大和越南健康公平性研究中发现，健康不公平大约25％为社会经济不公平、11％为社会经济群体内部不公平所致。④ Kawachi 研究发现收入的不平等会导致贫困人口社会资本投资的下降，从而引起死亡率的增加；社会资本状况差限制了贫困人口的能力发展和贫困摆脱，贫困

---

① 杨红燕：《我国城乡居民健康公平性研究》，《财经科学》2007年第 3 期。

② Marmot M. , Wilkinson R. , *Social Determinants of Health*, Oxford University Press, 2005.

③ Gravelle H. , Wildman J. , Sutton M. , "Income, Income Inequality and Health: What Can We Learn from Aggregate Data", *Social Sciece and Medicine*, Vol. 54, No. 4, 2002, pp. 577 – 589.

④ Adam Wagstaff, Eddy van Doorslaer, Naoko Watanabe, "On Decomposingthe Causes of Health Sector Inequalities with an Application to Malnutrition Inequalities in Vietnam", *Journal of Econometrics*, Vol. 112, 2003, pp. 207 – 223.

人口处在"贫困—低社会资本—更贫困"的恶性循环之中。①
Lairson 运用直接标准化方式分析了 1990 年澳大利亚的医疗卫生
利用不公平程度，认为富人比穷人利用了更多的住院服务和医
疗卫生服务。Marmot 等对英国 1000 多位公务员进行了 20 多年
的追踪调查，发现职业地位越低患各类慢性疾病的概率越高，
从而死亡率也越高。② Anson 和 Sun 基于河北省农村的调研数
据，发现教育水平、更高的收入、职业状况都与健康显著相
关。③ T. Eriksson 等从成长环境的角度出发，认为社会经济地位
具有代际传递性的同时，健康也存在代际转移。收入水平高的
父母更能为子女提供良好的成长环境，使得下一代获得充足的
营养摄入，奠定健康的基础，从而在成年后保持更高的健康水
平。④ Van Doorslaer 等通过比较欧洲各国的健康不平等程度，发
现收入差距越大的国家，该国家健康不平等程度越高。⑤ Preston
表明收入与健康之间并非一种单纯的线性关系，而是倒 U 型的
关系，即当收入增长时，人们获取健康的能力逐渐增加，当达
到一个临界点时，收入对健康的正向促进作用会逐渐减小。⑥

①　Kawachi, I., "Social Capital and Community Effects on Population and Individual Health", *Annals of the New York Academy of Sciences*, Vol. 896, 1999, pp. 120 – 130.

②　Michael, Marmot, et al., "Health Inequalities and the Psychosocial Environment", *Social Science & Medicine*, 2004 – 04.

③　Anson O., Sun S., "Health Inequalities in Rural China: Evidence from HeBei Province", *Health & Place*, Vol. 10, No. 1, 2004, pp. 75 – 84.

④　Eriksson T., Qin Z., Wang W., "Firm-level Innovation Activity, Employee Turnover and HRM Practices-Evidence from Chinese Firms", *Economics Working Papers*, Vol. 30, No. 4, 2014, pp. 583 – 597.

⑤　Doorslaer E. V., Koolman X., Jones A. M., "Explaining Income-related Inequalities in Doctor Utilisation in Europe", *Health Economics*, Vol. 13, No. 7, 2004, pp. 629 – 647.

⑥　Preston S. H., "The Changing Relation between Mortality and Level of Economic Development", *Population Studies*, 1975, 29 (2): 231 – 248.

（2）国内研究现状

中国学者对导致健康不公平因素的探索主要体现在三个方面：社会资本与经济收入的因素、公平与效率因素、职业因素和政策与制度因素。

张楠等指出，在消除贫困影响前提下，推动贫困人口社会资本的发展，对健康公平的改善会更有意义。[①] 刘丽杭等研究发现，收入水平与健康状况有密切的关系，社会经济因素通过多种渠道影响居民的健康状况。[②] 王甫勤基于 CGSS2005 数据的实证研究表明，社会经济地位与自评健康之间存在显著的正相关。[③] 王丽敏等利用 1992 年全国儿童健康调查数据，对中国儿童之间的健康不平等进行了研究，结果表明中国居民之间收入不平等加剧导致中国居民健康不平等恶化。[④] 应晓华等研究发现贫富差距的增大和医疗保障体制的弱化，一个直接后果就是城乡居民卫生服务筹资越来越不公平。[⑤] 冷明祥等指出看病难与看病贵的深层原因是观念与制度方面对健康公平的缺失，建立基本医疗卫生制度应当以健康公平为核心价值，而实现健康公平是政府重要的社会管理职能。中国卫生改革从一开始就缺乏伦理基准，医疗服务过度市场化倾向、政府责任不到位和伦理缺失将卫生改革引向功利主义，背离了公正目标。在今后深化改革中，必须加大政府投入，围绕公平目标，建立覆盖全民的医

[①] 张楠、孙晓杰、李成、王欣、刘坤：《基于泰尔指数的我国卫生资源配置公平性分析》，《中国卫生事业管理》2014 年第 2 期。

[②] 刘丽杭、唐景霞：《社会经济地位对居民健康公平的影响》，《中国卫生经济》2004 年第 6 期。

[③] 王甫勤：《社会经济地位、生活方式与健康不平等》，《社会》2012 年第 32 卷第 2 期。

[④] 王丽敏、侯树山、夏薇、袁丽丽：《哈尔滨中学生心理健康状况及其心理健康教育对策》，《中国行为医学科学》2003 年第 3 期。

[⑤] 应晓华、李国红、胡善联、江芹、刘宝、陈政、张黎明：《家庭卫生筹资公平性研究》，《中华医院管理杂志》2004 年第 8 期。

疗保障体制。① 孙统达等认为中国应加大卫生投入，实施"低水平、广覆盖、高效率、可持续"的卫生发展模式，健全城乡一体化的社区卫生服务体系，建立资金来源多渠道、保障方法多形式、保障水平多层次的全民健康保障制度，实现全民基本卫生服务均等化。② 王甫勤研究证实，社会流动（方向和距离）对人们的健康水平有显著的影响，向上一阶层的社会流动能改善健康，向下一阶层的社会流动则对健康不利，距离越长，前述影响就越明显。③

综上所述，国内外对政府卫生投入、健康公平及其二者相互关系进行了大量的研究，取得不少有价值的成果。但也存在一些局限，研究的领域不够充分，对政府对农村医疗卫生投入及其城乡健康公平问题研究较少，需要进一步拓展；对政府卫生投入的分析比较单一，缺乏对其规模、结构和方式的系统研究；对健康公平的影响机制的研究不够深入，有待于进一步深化等。本研究将在吸取已有相关研究成果基础上，基于健康中国的战略视野，聚焦政府卫生投入与城乡健康公平的关系，进行多维度、多层次、系统性的深入研究。

五　研究思路与研究方法

（一）研究思路

本书研究的主要目标是：第一，全面弄清中国城乡健康公

---

① 冷明祥、赵俊、唐晓东、李正关、胡月、王兴东：《试论以健康公平为核心价值构建基本医疗卫生制度》，《中国医院管理》2008年第6期。

② 孙统达、童亚琴、马藻华：《健康公平——建设健康城市的公共政策基石》，《中国农村卫生事业管理》2007年第10期。

③ 王甫勤：《社会流动有助于降低健康不平等吗？》，《社会学研究》2011年第25卷第2期。

平与卫生投入状况并进行深入分析。第二，深刻地揭示中国政府卫生投入对城乡健康公平的影响效应及其作用机制。第三，明确地提出基于城乡健康公平的政府卫生投入的优化对策。

成果将基于"理论分析—实证研究—政策研究"的逻辑路径，主要内容如下。

第一章为绪论，介绍课题的选题背景、选题意义。回顾了国内外关于医疗卫生服务公平、城乡健康公平等方面的相关理论及观点，说明文章的研究思路以及内容结构、研究方法、创新与不足等，提出本书可能的创新点，为后文的进一步研究提供思路指引。

第二章为理论分析，主要对城乡健康公平和政府卫生投入二者之间关系的内在机制进行深入探讨。分析总结了城乡健康公平的理论内涵及其制约因素以及分析了政府在推进城乡健康公平中的作用，并对城乡健康公平与政府卫生投入的关系展开一般分析，以 Becker 与 Grossman 健康需求模型为基础，引入政府卫生投入变量，构建健康公平分析模型，针对城乡的不同居民群体，在居民健康效应函数中匹配差异化的政府卫生投入系数，深入剖析其对居民健康产出和服务公平的影响机制。为后文实证分析提供理论基础。

第三章为现状分析，利用相关统计数据、大规模的问卷调查和必要的实地调研，从时间和比较的视角，对新中国成立以来的健康公平状况进行全面的经验考察，揭示其总体状况、阶段性特征及其演变趋势与规律。并从健康产出公平、卫生服务可及性公平、实际服务利用公平和健康投入四方面来设计指标，构建一个比较全面、科学、综合性的城乡健康公平评价指标体系，利用模糊综合评价法对我国城乡健康公平程度进行测度和评估。运用 Ordered Probit 模型，从经济发展水平、政府财政收入、医疗卫生发展、政府健康政策等方面分析中国健康公平的影响因素。

第四、第五、第六章是本书的重点，分别从政府卫生投入规模、投入结构和投入方式三个维度，对政府卫生投入对城乡健康公平的影响，进行了具体、深入、全面的研究：探讨了政府卫生投入规模对健康公平的影响机制、影响效应及其变化趋势，揭示了基于城乡健康公平的政府最优投入规模选择；分析了政府卫生投入结构对城乡健康公平的影响效应和演变趋势，揭示了有利于推进城乡健康公平的政府最优投入结构；研究了政府"补供方"和"补需方"两种基本卫生投入方式城乡健康公平的影响效应、影响机制，提出了基于城乡健康公平的政府卫生投入方式的协同模式及其演变趋势。

第七章是政策建议，基于以上的理论分析、现状考察和实证研究的结论，从如何扩大和优化政府投入规模、如何改变和优化政府投入结构、如何转换和优化投入方式三个维度，具体和全面地提出了促进城乡健康公平的政策建议，并进一步提出了如何通过深化改革，优化相关领域的体制机制，来推进城乡健康公平的政策建议。

（二）研究方法

课题针对不同的研究对象和内容，分别采取理论分析、数理模型、计量实证、问卷调查等方法来进行研究。其主要研究方法介绍如下。

1. 中国城乡健康公平的评价分析的方法

课题将从健康产出公平、卫生服务可及性公平、实际服务利用公平和卫生健康投入四方面来设计指标，构建一个比较全面、科学、综合性的城乡健康公平评价指标体系，利用模糊综合评价法对中国城乡健康公平程度进行测度和评估，同时运用空间数据分析方法对区域综合健康水平进行空间相关性分析，另外，运用 Ordered prodit 模型分析中国城乡健康公平的影响因素。

2. 政府卫生投入影响城乡健康公平的理论模型构建和实证分析

在理论模型构建上以 Becker 与 Grossman 健康需求模型为基础，引入政府卫生投入变量，构建健康公平分析模型，针对城乡的不同居民群体，在居民健康效应函数中匹配差异化的政府卫生投入系数，深入剖析其对居民健康产出公平和服务公平的影响机制。在实证分析方面，将运用空间计量模型和门槛模型分别探讨不同样本特征下政府卫生投入及其不同结构和投入方式对城乡健康公平的影响路径，同时运用 DEA 方法测算优化城乡健康公平视角下政府卫生支出的效率。

3. 政府卫生投入的最优投入规模、投入结构和投入方式分析

在最优投入规模的求解上，将运用比较静态分析、一般动态分析和多元线性时间序列分析等多种方法，求解在现有条件下中国政府卫生支出的最优规模，并测算未来中期和长期中国政府卫生最优投入规模演变趋势。在最优投入结构的求解上，将运用非线性计量模型和边际值比较法，针对政府卫生投入的功能结构、城乡结构以及中央与地方政府投入结构，求解其最为合理的或最优的投入结构。在最优投入方式的选择上，遵循"成本—效益"原则，选择最佳的政府卫生投入方式组合。

第二章 政府投入对城乡健康公平影响的理论分析

一 城乡健康公平的内涵及其影响因素

（一）健康公平的界定

健康公平是社会公平的重要构成，是指社会全体人民拥有平等的健康权利、均等的基本医疗卫生条件和趋于一致的健康水平。健康公平作为一种社会公平，本质上不是要求每个人健康水平完全一致，而是指社会应该给每个人提供维持身体健康的权利和基本条件，并尽可能降低人民的健康水平差距。

健康是人生存和发展的基础，是人最基本的价值追求。WHO 对健康的定义：健康不仅仅是没有疾病，而是在生理上、心理上和社会适应上均处于完好状态。一个人在躯体健康、心理健康、社会适应良好和道德健康四个方面都健全，才是完全健康的人。健康是一项基本人权，达到尽可能高的健康水平是世界范围的一项重要社会性目标。

在现代社会中，健康已经成为公众的一种普遍意识形态，制约和引导着人们的日常生活。作为一种价值追求和生活状态，它正成为衡量一个国家经济发展水平及医疗保障水平的综合指标。健康根植于人们的日常生活之中，构成每个社会成员的全部生活体验，也成为每个社会成员最为关注的核心议题之一。健康不仅改变了人们的生活，而且也正在改变整个社会：健康是人力资本的基本构成，影响着社会生产力的发展；健康作为一种社会需求，影响着产业结构和市场供求关系的变化；健康作为人对生活质量的追求，影响着社会风尚与精神面貌。现代大医学观视域下的健康已不再是简单的身体表征，也包括精神状态和社会适应两个方面。把健康定义为一种积极状态，关注个人对自身健康所担负的责任，强调树立正确的健康观，养成良好生活和卫生习惯，提倡科学养生、合理膳食、加强锻炼和积极预防。这些新的健康理念正在为人们所接受并成为生活的行为准则。节能环保、保护自然、创造和谐生态，这些新的发展理念与健康理念形成了有机结合。这不仅有助于改善生存环境和健康状况，而且有助于建立和改善人与自然的和谐健康关系，同时也彰显现代经济社会对人本关怀的回归。随着工业化进程的加快，社会在创造更多财富的同时，人们所居住的自然环境和社会环境都在日益恶化，面临的风险越来越大，对健康的关注也越来越强烈。人们在享受和消费所创造的财富时，把健康作为幸福的首要指数，这种幸福昭示着"好生活"源于健康。正因为人们健康意识的觉醒和健康社会价值的提升，使得健康领域的责任和公平问题备受关注。

公平是人类社会的基本价值取向，一定的社会公平是社会稳定与发展的基础。公平概念表述很多，涉及价值判断，与伦理道德观念有密切联系。公平蕴含在社会生活价值目标中，反映了社会正义的基本要求。公平包括机会公平、程序公平、结果公平等多个方面和层次。公平也可以从两个维度考察：即水平公平和垂直公平。水平公平又称为"横向公平"，是指对于处于相同状况的个人或群体给予同等对待；垂直公平又称为"纵向公平"，是指对于不同状况的个人或群体不同对待，如社保缴费是根据人们的支付能力而定等。

就一般意义上看，健康公平主要包括健康权利公平、健康条件公平和健康结果公平三个方面。健康权利公平意味着每一个人都具有同等的追求健康生活的权利，社会应该保障每个人的健康权；所有社会成员都具有获取健康服务的均等机会，覆盖全民医疗保障体系、全民共享的公共医疗卫生服务均等化等，都是保障健康权利公平的基本体现。健康的条件公平是社会成员在接受医疗卫生服务时能够面临公平的医疗卫生服务价格和医疗卫生服务质量，不能因身份或其他因素而受到区别对待，每个人都能公正平等地获得可利用的卫生服务资源。健康的结果公平是指就社会成员的健康状况而言，不因身份、地位和社会经济状况等因素而出现显著的健康差异。

健康公平的产生与发展源于对人的保护，人类社会在漫长的进化演变中，出于生存的需要，不断增强了自我保护的意识，而这种保护正是人类社会繁衍生存、进步发展的根基。在中国，生存权与健康权是宪法赋予公民的基本权利，也是人权的核心内容。公民健康状况的改善与提高是一个国家、社会发展进步的直接体现，医疗卫生问题是人类社会生存发展必须解决好的最基本问题之一。健康公平取决于医疗卫生资源的合理分配和基本公共卫生服务的均等化，如何合理分配有限的医疗卫生资源和提供可及性的基本公共卫生服务，就成为实现健康公平的内核。

健康公平是人的一项基本权利，维护健康公平不仅是人生存发展的本能要求，更是社会进步的发展和必需。健康对每个人都同等重要，它不分身份高低、富有与贫困，在健康公平面前人人平等，体现在所有社会成员都能得到"同质同量"的公共产品和权利保障。而健康又是一个受很多因素制约和影响的变量，这些因素归纳起来又可分为内在因素和外在因素，内在因素主要指个人的内在禀赋、经济状况、生活方式与习惯；外在因素主要指可获得的医疗技术和服务等。由于每一个人都必然存在先天的生理差异和后天的生活状况差异，因而健康差异的存在是不可避免的，健康公平不是要完全消除人们的健康差异，而是要求人们不论有何社会和身体差异，都能够获得追求健康的机会和保障健康的条件。人们一旦生病或身体健康出现问题，都能够及时得到作为公共产品的医疗卫生资源和医疗健康服务的供给。健康公平不仅在客观上要求医疗卫生资源的合理分配，而且在主观上要求达到大多数人对健康服务的满意。

健康公平具有一般性，也受一定历史条件制约，具有时代性、具体性。健康公平的状况和水平受一定社会阶段生产力发展水平和社会文明发展程度制约。中国还是一个发展中国家，经济发展迅速但人均 GDP 还不高，人口众多，社会资源积累相对不足；社会各方面需求巨大，需要解决的问题非常多，这是我国的基本国情。尽管改革开放四十多年来，中国经济、社会文化发生了很大变化，人均预期寿命，孕产妇、婴儿死亡率都处于发展中国家最好水平，并接近中等发达国家水平，但我们的健康资源、健康条件仍不能满足人民对身体健康的美好需求，医疗卫生健康的一些方面的机制，特别是医疗社会保障机制还不够健全，因此，当前我们的健康公平的水平也是有很大局限的。我们一方面必须坚持高水平的健康公平的目标，并通过不懈的努力去不断接近目标，但也要实事求是地、因时因地去落实健康公平的举措，循序渐进地去推进健康公平的进程。

（二）城乡健康公平的主要内容

健康公平包含多个层次和方面，城乡健康公平作为区域公平的体现，主要体现在三大方面，即城乡健康权利公平、城乡健康服务公平、城乡健康水平公平。

1. 城乡健康权利公平

联合国《世界人权宣言》（1948）确认了公民的健康权，其第 25 条规定："人人有权享受为维持他本人和家属的健康和福利所需的生活水准，包括食物、衣着、住房、医疗和必要的社会服务。"健康体现为一种权利，健康公平是指每个社会成员都有公平的机会获得同等的健康权利，也即是每个公民的健康权得到同等的对待。健康公平在法律上即体现为在涉及健康权实现的诸多环节，公平对待每一个社会成员，不因贫富贵贱而区别对待，特别是医疗平等权的法律保障。

由于遗传发育等复杂因素的共同作用，每个人的身体素质总有差异，政府责任不是扩大人的自然禀赋的差异，而是为每一个个体提供尽可能公平的成长环境，促使不同的自然禀赋获得者都过上尊严体面的生活。健康权分为静态标准和动态标准。"静态标准"是指以某一个时间点的数据来衡量人的健康权实现的尺度，其主要是从医学上对人的生理是否健康进行确认。"健康权的动态标准"是指从社会主体的活动状态和活动结果方面，对健康权是否实现进行衡量的标准，主要包括健康权受社会尊重的程度、受保护的程度、权利救济的成效如何等。

城乡健康权利公平，首先体现在社会意识上，全社会、特别是各级政府，要充分认识和充分尊重农村居民与城市居民一样，拥有获得健康生活和医疗卫生服务的平等权利，农村人的生命和健康同样是最为宝贵、最值得去保障和保护的。其次，在医疗健康保障制度上，确认城乡居民平等的健康权利，并确保使其获得均等的公共卫生服务。再次，政府要努力提供或保障城乡居民都享有有利于居民健康生活的社会环境、劳动环境和生活环境等。

就当前来看，一方面，中国农村居民的基本健康权益还未得到很好保障，城乡居民健康权利不公平问题还比较明显。一些农村居民无法获得有效的医疗服务，生命健康的需要得不到满足，医疗可及性较低，就医成本很高，为了生存需要花费大量就医支出，不仅影响生活质量的改善，一些农村居民甚至因病返贫，"看病难、看病贵"的问题在农村仍然十分突出。另一方面，城市居民享有较高水平的基本医疗服务，就医便利性高，不仅基本医疗需求能够得到有效满足，一些人甚至能够获取医疗特权、挤占公共医疗资源。这种医疗服务上的不公平，进一步拉大城乡的贫富差距，使农村居民不公平感上升，不仅影响社会公平，而且影响社会稳定。政府是人民健康权实现的第一责任人，必须以谋全局、负总责的姿态，立足长远做好保障人民健康权实现的顶层设计，以刚性的制度约束确保城乡居民健康权利公平。

健康权作为公民的权利必须是实质意义上的而不是形式意义上的，关键在于制度的保障及其卫生投入的保障。医疗保障制度、公共卫生设施和全民健身设施都需要得到公平、充足、有效的供给。医疗卫生工作具有普遍的公益性，是政府公共服务的重要组成部分，要按照"底线公平原则"合理配置卫生资源，建立起"最低医疗保障线"，用于卫生事业的经费不低于国民生产总值的一定比例，卫生资源配置不能简单以市场效率为依据，而要坚持社会效益第一，即"公平优先，兼顾效率"。

城乡健康不公平机制的存在，使农村低收入百姓的健康权因身份和经济窘迫而受到不公正的待遇，这与宪法规定的人人平等原则是相违背的。目前，作为公民权利的健康权的享有存在一些与人权享有不相关的因素，仍然在一定程度上决定着公民健康权的享有水平，如根据城乡二元结构的户籍或身份界定，及基于此对卫生资源进行分配的制度和习惯，导致了城镇居民与农村居民在医疗卫生方面的不同待遇，显然属于制度性歧视范畴。改革开放以来中国进行多次的医疗卫生体制改革，取得不少成绩，但相对于其他领域改革，总体上是不成功的。公平性缺失是40多年来中国医疗卫生改革"不成功"的总病症。健康权是最基本的公民权利之一，是社会公平的起点，对健康投入是国家和政府不可推卸的职责，国家应对公民健康权的实现承担主要责任。

2. 城乡健康服务公平

实现健康公平的核心因素是健康服务公平。城乡健康服务的公平性是指公平分配各类医疗资源,使城乡所有公民都能够享有相对公平的健康机会和基本一致的健康水平。城乡健康服务公平包括水平方向的公平和垂直方向的公平,城乡水平方向的公平指形成具有相同健康服务需求的人能够得到同等的健康服务;城乡垂直方向的公平指城乡具有不同健康服务需求的人能够得到符合其需求的个性化健康服务。

城乡健康服务公平主要包含以下几个方面。

第一,获得卫生服务的机会公平。卫生服务公平包括卫生健康投入与卫生服务利用公平。健康公平为城乡每一位社会成员,不论性别、财富、种族、地域等方面的差异,在需要时均有公平的机会获得应有的卫生服务。健康公平体现为社会成员在基本医疗保障方面享有同等机会,而在补充医疗保障方面需要按支付能力的差别享有差别的机会。

第二,医疗卫生资源的分配公平。中国卫生资源的配置要以公平性原则为前提,城乡每一位公民都具有同等的健康权利,都有权享受国家为他们提供的应得的卫生服务,政府应在立法上给予保障,通过加大医疗卫生资源的投入,来保护城乡每一位居民的健康权利不受侵害。同时,由于长期以来医疗资源过度向城市集聚,当前和此后相当长一个时期,政府的卫生资源投入应该向农村倾斜,加大对农村卫生资金的投入、卫生医疗机构的设置、卫生技术人员的配备等,政府应该通过直接投入、业务补助或者购买医疗服务等多种方式,弥补长期以来农村医疗卫生资源投入的短缺,实现农村与城市在公共医疗资源配置上的基本均衡。

第三,医疗卫生服务可及性公平。指城乡居民在遇到同样的健康问题时具有同样的机会来获得同等质量的卫生服务。健康服务的可及性包括四个方面的内容,包括医疗卫生资源的及时可用、地理可及、经济可承担和质量可接受,以此来保障绝大多数人获得公平的健康服务。从城乡差异角度而言,中国在健康及医疗卫生资源的分布上呈现出明显的不均衡，根据2013年第五次国家卫生服务调查数据显示，城市地区71.0%的家庭居住地1公里内有医疗机构，87.8%的家庭15分钟内可到达最近的医疗机构；农村地区75.0%的住户距最近医疗机构不到2公里，80.2%的住户15分钟内可到达最近医疗单位。[①]

第四，卫生服务健康投入。卫生服务健康投入是指根据城乡每个居民的支付能力筹集卫生保健经费。卫生健康投入主要体现在私人卫生支出占卫生总费用比重方面。中国在1997—2017年间，个人卫生支出占卫生总费用比重明显下降，这说明中国居民卫生健康投入性逐步增强，截至2017年，个人支出占比为28.8%，与之前相比已有较大的改善，但与世界发达国家15%—20%的标准相比还有很长的路要走。[②] 同时，卫生筹资的城乡差异还是比较大。由于大多数农村居民不在公共单位或大型企业工作，医保参与水平比较低，在相当长时期内，大部分的医疗费用主要靠个人支付，这也是造成少数农民因病致贫、因病返贫的主要原因。近年来，新农合医疗保障体系逐步建立，农民的医疗费用的报销水平大幅提升，个人支付比例大幅减少，但相对于城市大多数拥有单位工作的居民，仍有较大差距。

3. 城乡健康状况公平

反映居民健康状况或水平的指标主要有患病率（两周患病率、患病率）、死亡率、婴儿死亡率、5岁以下儿童死亡率、孕产妇死亡率、预期寿命等，另外低体重儿出生率、全国范围的传染病的发病率、新生儿死亡率等指标在一些研究中也有使用。

健康不公平最直观的体现在于居民健康状况和水平在不同人群之间、城乡之间以及地区之间的差距。这种不公平主要表现在

---

① 国家卫计委统计信息中心主编：《2013第五次国家卫生服务调查分析报告》，中国协和医科大学出版社2016年版。

② 《中国卫生与计划生育统计年鉴（2016）》，中国协和医科大学出版社2017年版。

相对于穷人和农村居民，富人和城镇居民的健康状况更好，患病率较低。由于低收入为主体的弱势群体中仅有较少的人有机会获得医疗卫生服务，而现有的医疗卫生服务体系无法有效地帮助弱势群体增加利用医疗卫生服务，也无法有效地缓解贫困，很多弱势群体在患病时往往采取"能拖就拖、能扛就扛"的做法，这不仅不利于个体健康的恢复，甚至会迫使这一群体陷入贫困与疾病的恶性循环中。中国低收入群体大部分在农村，农村的医疗资源、医疗服务的可及性都远远低于城市，这也就必然造成农村居民的健康水平总体上不如城市居民，存在着明显的城乡健康水平差异。推进城乡健康公平的重要任务，就是要创造条件，完善机制，尽可能去保障城乡居民健康水平的一致性。

（三）城乡健康公平的影响因素

影响城乡健康公平的因素是多方面、多层次的，国内外学者多将健康影响因素归纳为四类：行为和生活方式因素、社会环境因素、生物学因素和健康服务因素。我们认为，总体上看，影响城乡健康公平的因素包括自然因素和社会因素。自然因素主要包括人的种群特征、年龄、性别、遗传因素及其自然环境等。社会因素包括与健康相关的各种具有社会性的因素，如生活环境、人的行为方式、经济发展、社会制度和政策等，内容非常广泛，涉及人们生活的各个环节。就自然因素而言，除了自然环境农村总体上比城市好，污染相对较低外，其他方面中国城乡没有什么明显差异，因此，不是影响城乡健康公平的重要因素。健康公平本身也是一个社会性范畴，因此影响中国城乡健康公平的，主要是社会因素，主要包括三个方面：一是个人相关健康的因素。包括城乡居民个人生活方式、行为习惯、收入水平、职业、教育水平、社会地位等。二是经济发展水平及其社会环境。三是制度与政策因素，包括健康卫生制度与政策，相关社会制度和政策因素。

1. 城乡个人相关健康的因素

（1）生活方式

个人生活方式和行为包括饮食、睡眠、吸烟、酗酒和体育活动。不良的生活方式导致的疾病以及相关疾病的危险因素呈逐年上升趋势，已严重影响了人群整体健康水平。中国是一个农业大国，有70%的人口居住在农村，目前比较明确的对健康造成危害的生活方式包括长期吸烟、过量饮酒（酗酒）、不合理膳食、久坐和缺乏体育锻炼与活动、精神紧张与心理适应不良等。由于农村居民缺乏相关健康知识教育，自身健康生活意识淡薄以及行为方式不合理，知识知晓率低、健康行为形成率差、态度错误率高导致形成了不良生活方式，而这些潜在因素最终将成为慢性病发生的主要诱因。个人嗜好影响病人对医疗替代品的应用，从而影响其是否就医。就个人习惯因素而言，城市居民由于有较高的收入，相对来说对于生活质量的要求高于农村居民，会更加重视养生，也间接地影响到城乡居民的健康水平，这是个人所决定的，并不受社会的干扰。

（2）收入水平

经济因素是影响个人健康的重要因素，收入水平直接影响着居民的生活方式和质量，也对医疗服务的利用起着至关重要的作用，既影响消费者的就医行为，又影响卫生服务提供者的行为。收入水平反映了个体的消费能力、住房条件、营养状况以及医疗保健资源的获取能力，收入水平提高能够促进健康水平上升。农村居民收入水平显著地低于城市居民，这种城乡收入的差距，是影响城乡个人健康水平的重要原因。

首先，农村居民较低的收入水平，使他们的生活质量受到很大制约，他们的食品可能只能满足基本生活需求，营养摄入的数量、质量都会大大低于城市居民的水平；他们基本的生活用品、住房等，也因为收入水平较低，远不如城市居民质量好，难以去有效规避一些不健康材料的使用，因此对农村居民健康造成一定程度的负面影响。

其次，城乡居民收入差距影响和制约着农村居民的健康投资。对于农村居民来说，日常消费中存在很大比例的刚性支出，因此相对城市居民，其能投入到预防保健类项目的支出很少。随着城乡居民收入差距的扩大，可能进一步损害其健康投资的能力。收入差距扩大会加剧不同人群对于医疗卫生、教育等公共资源获得和使用上的差异性。城市高收入人群具有充分的财力投资健康，享受到充足而高质量的甚至是超常的健康服务；农村大部分居民由于收入较低，卫生保健需求可能受到收入的制约而被抑制，本来应该及时去看的病被拖延，应该根治的病只能敷衍治疗，由此健康水平受损，从而加大城乡健康的不公平。

再次，城乡收入差距还会给农村居民的心理健康造成负面影响。除了经济上这些身外之物对于人们健康的实际影响之外，由于城乡收入差距扩大社会分配不公平造成的社会压力，也是导致健康不公的一种重要因素。当城乡收入差距扩大，社会财富分配不公造成两极分化后，就会给农村居民特别是农村底层居民的个人生活造成很大压力与困扰，导致农村居民心理健康方面疾病的发生。

最后，从生命过程的角度看，收入差距还可能通过家庭而影响到下一代的健康。现在收入的不平等可能为将来的健康分化埋下伏笔。农村居民由于没有足够的资本，因而不能在其孩子出生时接受更好的医疗，孩子成长的过程中也难以接受各种高质量疫苗的注射等，这就造成了健康不公平的遗传。

（3）教育水平

《第五次国家卫生服务调查报告》（2013）[①] 显示，中国居民两周患病率、慢性疾病也存在教育程度的差别，患病率随着

---

① 国家卫计委统计信息中心主编：《2013 第五次国家卫生服务调查分析报告》，中国协和医科大学出版社 2016 年版。

教育水平的提高而降低。教育对健康的决定性作用在学术界也得到了充分的证明。教育在一定程度上反映了个体在积极获取社会、心理和经济资源方面的能力，教育程度的提高有利于获得良好的经济报酬以及获得良好的健康资源，因而能够促进健康水平的上升。长期以来，中国城乡之间在基础教育资源分布方面存在着巨大的差距，农村的教育水平明显落后于城市，城市居民受教育程度远远高于农村居民。城市居民整体受教育程度较高，使得他们更注重、更能够吸收健康知识，能够区分对健康有利和有害的因素并自觉去规避不健康因素的影响；当出现健康问题时，知道如何去及时接受医疗服务，化解一般的健康危机，并保持相对健康的生活方式和积极进行健康投资。农村居民因为教育水平相对较低，接受的健康知识较少，缺乏如何去维护健康生活、规避健康风险的足够知识，造成了不少身体健康问题。所以，城乡居民教育水平的差异，是造成城乡居民健康差异的重要原因之一。

（4）职业

职业是成年人生活的载体，不稳定的职业状态、不安全的职业环境以及超负荷的职业压力，都能够成为健康状况恶化的重要原因，因此个人职业因素也是城乡健康不平等的影响因素。职业是个人的主要资源（教育）转化为收入的重要途径，是衡量个体所处社会经济层次的重要指标，也是影响个人健康的重要因素。不同的职业会存在不同的健康风险，职级越高则工作的健康环境越好。农村居民大都从事一线等重体力的工作岗位，其对身体的损耗很大，而且长期暴露在可能有害的环境中，对身体健康影响很大。而城市居民大都从事服务、管理型岗位，劳动强度远远小于农村居民，工作环境也远远优于农村居民。这种个人职业的城乡差距，也是导致城乡健康不公平的重要原因。

（5）社会地位

社会地位是指个人或群体在社会中所处的位置，最常见的衡量社会地位的指标是受教育程度、收入水平以及职业等级和地位。社会地位影响健康的一个重要途径是通过对生活方式的塑造，社会地位越高的人越倾向于拥有和维护健康的生活方式，而健康的生活方式又直接影响了人们的健康水平。与此同时，这也会通过个人行为产生一些间接的影响，例如压抑和焦躁可能会使得个人通过滥用药物、酗酒、抽烟、过度饮食等方式释放自己寻得解脱，从而对身体健康产生影响。总之，社会地位的提高与健康状况的改善是平行的，社会地位较优越的人健康状况较好，社会地位较低的人健康状况较差。农村居民整体的社会地位低于城市居民，生活方式比较粗糙，生活和工作环境相对较差，社会认可度相对较低，生活压力相对较大，由此也导致了农村居民的健康水平与城市居民的差距。（见图2.1）

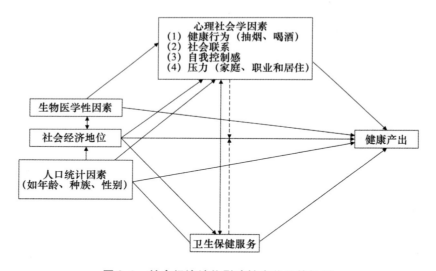

图2.1　社会经济地位影响健康公平的机制

2. 城乡经济发展水平及社会生活环境

（1）经济发展水平

经济发展水平是医疗卫生事业发展的基础，经济发展了才有财力投入医疗卫生事业，才能加大对农村地区的医疗卫生资源投入。经济发展水平影响城乡居民的营养水平、教育程度和卫生服务可及性等，进而直接或间接地影响健康状况和卫生服务利用。不同国家的调查均表明，经济因素是影响健康状况的主要因素，贫困是造成健康产出不公平最深层次的原因，贫困会导致机体营养不良以及无法获得维持健康的基本条件，如较好的住房、卫生设备和洁净的饮用水等。

经济发展和社会进步带来更快的技术进步、更好的营养条件、更高的公共卫生水平，一方面经济发展促进国民健康水平的提高，另一方面，经济发展也可能以环境污染为代价，很大程度上损害着人民的健康。从宏观角度讲，经济发展水平的不平衡是城乡健康不公平的直接原因，在中国医疗卫生资源80%集中在经济发达的城市，而拥有近60%人口的经济不发达的农村地区仅仅拥有20%的医疗卫生资源。由于城乡经济发展的差异，导致城乡居民生活条件也有着很大的差距。截至2015年，大城市当中96%的人能获得安全的饮水，而贫困农村地区能喝到安全饮水的人还不到30%。卫生厕所的问题更加突出，大城市人口中90%的人有卫生厕所，而农村贫困地区只有10%的人能用上安全厕所。

社会经济的发展是人民健康水平提高的根本保证。社会经济的发展，反映了一个国家或地区的生产力水平；经济发展水平和人民生活水平，反映了人体健康水平。总体而言，城市生产力水平高，劳动条件优越，物质、文化生活丰富，并且政府对城市的卫生事业投入远远高于农村，医疗卫生保健服务设施相对改善，有利于城市居民健康水平的提高；而在经济落后的农村，政府对卫生事业的投资短缺，致使农村居民的医疗卫生保健等方面均存在着较大困难。（见图2.2）

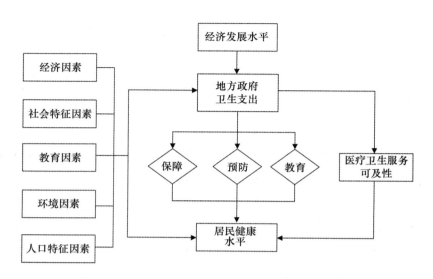

图2.2　经济发展水平及其他因素影响居民健康水平路径

（2）生活环境

生活环境对基本医疗服务可及性的影响比较明显。一般来说，农村地区由于地理环境的原因，大多交通不发达，一些地方由于自然环境的限制导致不足以容纳足够多的人口，从而降低了当地的人口密度。在技术水平相当的情况下，要为同样数量的居民提供同等的基本医疗服务可及性，就需要更多的场地、设备和人员，这意味着更高的边际成本。成本的提高也将影响医疗资源配置的服务半径，进而影响到农村居民卫生服务的可及性。

从城乡的比较来看，由于缺乏干净的水源和卫生的厕所，同时也是因为健康教育更为缺乏，农村家庭往往更多地暴露于健康风险当中，从而经由生活环境差异带来健康的城乡差异。城市地区单位面积上的人口较多，因此公共服务网络就会更加的细密，政府公共支出的规模经济效应也越显著，从而政府公共支出效率越高。

（3）文化环境

现在城市居民普遍具有很强的健康意识和健康素养，注重健康知识获取，积极对健康进行投资，注重健康风险防范，注重保持健康生活方式。而农村居民受传统文化影响较深，健康意识普遍较差，健康素养水平不高。农民由于整体文化水平相对较低，缺乏现代的健康观念，特别是在平时的生活、工作中，健康意识比较淡薄，健康风险意识不强，不到生病不会关注健康问题。在一些贫困落后的农村地区，存在着认为患病是命不好，自认倒霉而不愿意去治疗的心理，小病拖成大病，大病拖成绝症。对医疗保障缺乏认识，宁愿患病后花较多的钱，而不愿意缴纳少量的合作医疗费来预先防损，在他们看来，自己没病却要给不相干的人掏钱是很不合理的。在新农合推行过程中，不少农民都认为，"自己交了钱，一年不生病，不是白交了吗？"这种利益的计较与权衡突出地展现了农民淡薄的健康风险意识，严重影响了农村居民健康水平的提高。

3. 城乡健康相关制度与政策

（1）城乡二元结构及其制度。城乡二元结构是不发达国家或发展中国家的一个普遍社会结构，就是城乡不论是经济发展水平、社会治理组织结构、相关制度体制等，都存在明显差异，呈现出两种不同的类型特征。新中国成立后相当长时间，尽管党和政府的政策强调工农为国家基础，注重逐步缩小城乡差距，但受经济社会发展水平制约和优先发展重工业战略的影响，中国的城乡二元结构没有达到根本改善。改革开放以来，中国经济取得巨大成就的同时，城乡发展差异却越来越突出，城乡二元结构特征愈加显著。这不仅体现在城乡经济发展和居民收入水平的差距日益扩大，也体现在城乡治理机制、户籍制度、社会保障制度等方面，城乡都具有显著差异。这种二元的城乡结构及其相关制度，导致了城乡居民在卫生服务利用和健康水平等方面的差距悬殊，导致了中国政府卫生投入存在严重的"重城市轻乡村"的现象，这也直接导致城市和农村居民在享有医疗卫生服务质量和数量上的不平等，严重影响了农村医疗卫生事业的持续健康发展，影响中国医疗卫生事业发展的整体水平。

如城乡二元结构下的"户籍制度"，阻碍城乡地区间人口的自由流动，拉大了城乡居民健康水平的差距。就目前而言，户籍制度限制人口流动和就业的功能正在弱化，但仍一定程度上存在，更为关键的是附着在户籍制度之上的各种保障福利的区隔在强化，因此造成了城乡居民享受公共健康相关资源方面的不平等。

（2）卫生体制与政策。卫生体制与政策因素是影响城乡卫生资源分配公平的重要因素。卫生制度可以归纳为卫生供给制度、健康保障制度和卫生筹资制度三个方面。其中，健康保障制度是核心，不同形式的健康保障制度需要与之相应的卫生供给制度和卫生筹资制度的匹配和衔接，卫生供给制度决定着卫生服务体系的架构，卫生筹资制度决定着政府、社会和个人的卫生投入方向和比例。好的体制与政策可以促进卫生资源分配的公平，反之，不好的体制与政策则会破坏卫生资源分配的公平。新中国成立后，在国民卫生保健方面，中国建立了一套优先保障城市，尤其是大中城市居民健康的医疗保障体制，在城市建立起城镇职工的医疗保障制度，即公费医疗和劳保医疗。前者覆盖机关、事业单位工作人员及革命伤残军人和大学生，其经费来源于国家财政拨款；后者的对象主要是国有企业职工，部分集体企业参照执行。在农村地区则实行合作医疗制度，后来合作医疗制度也逐渐萎缩，显然二者保障水平差别很大。改革开放后，城市居民逐步建立了比较完善的基本医疗保险和社会医疗保险相结合的医疗保障体系，农村逐步建立了新型农村合作医疗制度。但新型农村合作医疗的保障能力、保障水平与城市的医疗保障制度相比，差距依然十分明显。长期以来，这种城市优先的卫生保障体制，造成了城乡卫生资源配置的严重失衡。

改革开放以后，中国经济逐步走向市场经济，受市场机制的影响，中国医疗卫生资源的配置也基本上走向市场化之路，走向了效率优先配置医疗卫生资源之路。显然，由于受经济发展水平、基础设施完备性、人口集中度等因素影响，城市的医疗市场效率远远大于农村，医疗资源向城市集中是必然的。市场机制无疑是造成城乡医疗资源配置差异和健康不公平的重要原因。尽管近10余年来，政府逐步强调医疗卫生保障的公共产品性质和基本医疗卫生服务均等化的目标，但并没有从根本上改变市场对医疗资源配置的总趋势，城乡健康不公平问题也没有得到根本改善。

二 政府在推进城乡健康公平中的 作用及影响路径

(一) 政府在推进城乡健康公平中的作用

市场化改革推动了中国经济繁荣发展和医疗卫生领域的技术进步和健康产业的发展，但也催生和加剧了卫生领域中健康不公平现象的发生，卫生服务的利用越来越体现出人群差异，阶层差异，城乡差异，这不仅严重影响了一部分弱势群体的健康权利，也对国民平均健康水平的改善，对健康中国目标的实现造成严重的负面影响。要保障居民的健康权利，促进和改善全民的健康水平，就必须在合理发挥市场对医疗卫生资源配置作用的同时，减少其负面效应，积极发挥政府在公共健康中的主导作用。政府的作用主要体现在：当好保险者，政府通过"补需方"的方式，以普惠型参保补贴的形式，吸引民众参加公立医疗保险；当好付费者，公立医疗保险机构代表参保者的利益，通过付费方式改革，向各类医疗服务机构购买基本医疗服务；当好监管者，推行官办分离，对医疗服务提供机构的服务质量进行监管；当好市场推动者，政府鼓励社会资本进入医疗服务市场，增加服务供给，缓解"看病难"；当好资源配置者，政府在市场不足的地方，尤其是在农村贫困地区和边远地区，兴办公立医疗机构，提高医疗卫生服务可及性；当好公共卫生提供者，政府通过直接提供和服务购买相结合的方式，促进公共卫生事业发展。

具体说来，在推进城乡健康公平过程中，政府的作用主要体现在以下几个方面。

1. 规划引领，政策激励

政府的规划引领和政策导向是影响卫生保健体系的关键因素，不同的政策导向，决定不同的政府责任，最终城乡健康公平程度也不一样。

政府的规划和引领是建立健康管理制度的重要基础和前提。政府要制定国家医疗卫生发展战略，对国家的整体医疗卫生事业发展和全民的健康水平提升，对城乡健康公平的实现，提出长远规划、行动目标和推进机制。一方面，政府应加强对健康服务产业的引导，通过产业政策鼓励、加大政府医疗预防保健投入、深化医疗保险体制改革、加大人才培养规划等方面，引导更多的医疗卫生资源流向农村，特别是对落后地区农村给予更多更大的支持；另一方面，要加强和落实整体的城乡健康公平规划，加强完善的公共医疗服务体系的构建，促进社会健康管理水平的不断提升。要合理规划使用医疗资源，提高使用效率。

政府还要建立卫生投入激励机制。中央政府是公共卫生和基本医疗的筹资主体，需要建立机制，制定相应的政策来确保筹资到位后能够得到最大效率的使用。通过政策的激励，来充分调动地方政府的积极性，从而形成有效的激励约束机制，要强化全过程对资金的监管，确保中央的投入"用到实处，用出成效"。基层医疗卫生机构作为国家的预算拨款的事业单位，依然由政府投入举办，以供方补助为主，基本医疗服务和公共卫生服务实行政府指导定价，先把居民基本医疗部分的卫生支出降下来；对公立医院的投入要逐步由供方向需方转移，最终逐渐退出对医疗机构的投入，通过民营资本注入，打破现有医疗格局，逐渐培养成熟的医疗市场竞争机制。完善医疗保障投入机制，加快支付制度改革，避免医患合谋道德风险的发生。

2. 法律规范，制度保障

政府应建立覆盖城乡的基本医疗保障制度和医疗救助制度，以利于提高健康公平和降低医疗费用。政府监管除了立法监督外，还应建立健康管理行业的标准，规范健康管理服务市场的竞争。要促使既定投入取得最大化的社会效益，相关利益主体积极发挥主观能动性，提高制度运行效率，就必须设定科学的激励约束机制，将个人的自利和人与人的互利统一起来，使得每个人在追求其自身利益的同时，达到制度设计者所想要达到的目标和结果，从而促进整个社会资源的有效配置。如果改革的制度设计不能妥善解决信息不对称下的激励约束问题，不能对医疗服务领域实行有效监管和规制，就难以取得良好的社会效益。

伴随全面的经济体制改革，医疗卫生服务在筹资方式、管理体制等方面发生巨大变革。政府的主导作用在卫生筹资中意义重大，对于社会事业总体发展水平仍处于欠发达阶段的中国尤其如此。在卫生筹资方面，政府的作用可由卫生筹资总额中政府卫生支出的占比进行衡量，包括政府财政资金对医疗卫生领域各方面的投入以及社会医保支出两方面；从医疗机构层面看，政府的作用表现为各级政府财政资金对医疗机构的投入以及社会医疗保险基金对医疗机构的给付两方面。

政府的角色定位，应是制度和机制的供给者，是基本需求的保障者和市场的监管者。在政府保障城乡健康医疗公平性方面，政府应承担起引导和调控医疗服务市场角色，并以出资人的角色面向人群直接或间接提供基本医疗服务和公共卫生服务等准公共产品。具体来说，在公共卫生方面，充当保障者，通过有效手段确保全体公民都享有公共卫生服务；在基本医疗服务领域，要建立普遍覆盖的医疗保障体系和扶助贫困人群的医疗救助体系，切实维护卫生公平，建立激励约束相容机制，担当社会医疗保险的组织者和管理者；优化区域卫生资源配置，提高卫生资源宏观配置效率，担当规划者；干预医疗服务中的市场失灵，担当监管者。在促进城乡居民健康公平方面，政府要根据深化医药卫生体制改革的总体要求，统筹协调医疗卫生、药品生产流通和医疗保障体系的改革和制度衔接，充分发挥医疗保障体系在筹集医疗资金、提高医疗质量和控制医疗费用等方面的作用。

3. 政府投入，主体支撑

由于公共卫生具有公共产品的某些特性，无法向使用者收费，容易导致此类产品提供不足。为了保护整个社会人群的健康，世界上不管是发达市场经济国家还是发展中国家，公共卫生领域都是政府主导的领域，公共财政责无旁贷地对公共卫生服务的提供承担财政支出责任。为此，建立以社会公平正义为导向的社会保障体系是政府的职责，政府提供基本卫生服务和基本医疗保障成为实现社会和谐的重要政策工具，而财政投入是实现政府职责的最重要途径。

首先，政府应该承担公共卫生和基本医疗服务的供给责任，成为推进城乡健康公平的投入主体。推进城乡健康公平是一项巨大的系统工程，需要大量的投入。这些投入当然需要全社会各个方面的共同努力，但其投入的主体只能是政府。保障全民的基本医疗卫生需求和公共健康，保障所有居民获得公平的基本医疗健康的公共服务，是现代国家和政府必须承担的基本职责。政府应该在每年的预算中，特别是卫生投入预算中，明确推进城乡健康公平的项目，确定固定的占比。必须主要是逐年提高农村卫生投入在政府卫生投入中的占比，新增卫生投入要向农村倾斜，保障每年政府对农村卫生的投入增长速度高于城市，逐步实现城乡公共卫生投入的均衡，促进城乡健康公平的实现。

其次，政府尤其应对欠发达地区乡镇医院进行投入，以保证落后地区新农合定点医疗机构的正常发展和运作。统筹考虑城乡健康公平，协调发展，尤其是以农村欠发达地区为重点，大力缩小城乡卫生资源差距。政府要制定相应的标准，加强农村医疗卫生服务体系建设。帮助乡镇医院引进人才，培养能在农村和偏僻地区工作的医生，以此来提高乡镇医疗水平，推动新农合制度的健康发展。

最后，政府还应努力提高工作人员的素质，尤其是对基层村干部的培训。进一步加强宣传教育，形成对欠发达地区农民的信息支撑。在实施新农合过程中，充分利用广播、电视、报刊等新闻媒体，多方位宣传政策、目的，以达到家喻户晓的效果，统一广大干部群众的认识，进而提高农民对城乡健康公平的认知。政府应注重相关机制的改革和创新，形成制度的激励支撑。

政府作为公共卫生和基本医疗服务供给的主体，并不排斥公共卫生和基本医疗服务提供方式的多元化。就中国目前的发展现状来说，政府的财政实力有限，单靠政府投资实现城乡基本医疗卫生服务一体化还有困难，所以，政府要拓宽资金筹集渠道，为推进城乡健康公平提供资金支撑。

（二）政府卫生投入对城乡健康公平的影响路径

1. 政府卫生投入的界定

从国内的文献来看，中国学者们普遍将政府卫生投入解释为政府财政支出的行为，具体的表述有：（1）政府卫生投入，也被称为政府预算卫生支出，是各级政府用于卫生事业的财政拨款，在我国卫生总费用核算体系中，其与社会卫生支出和个人现金卫生支出共同构成卫生总费用的筹款来源。① （2）政府

---

① 方鹏骞、董四平、肖婧婧：《中国政府卫生投入的制度变迁与路径选择》，《武汉大学学报》（哲学社会科学版）2009 年第 62 卷第 2 期。

投入公共卫生服务就是政府在成本测算、成本效益分析的基础上，根据居民的健康需求，按照一定程序和规范，将财政资金直接投入到卫生服务中。[1]（3）从经济学角度看，政府投入少以国与家为主体，以政策为导向，以财政的事权为依据的一种财政资金分配活动，是一种经济行为，目的是弥补市场失灵，最终满足社会成员的需要。[2]（4）政府卫生投入，也称为"税收为基础的卫生支出"，是指中央政府、省级政府以及其他地方政府对卫生的支付，[3] 等等。

国际文献中普遍使用公共投入（public funding）取代政府投入。公共投入既包括政府财政预算支出，也包括政府强制推行的社会医疗保障计划支出。世界卫生组织总费用核算体系和OECD卫生总费用核算体系（SHA 2011），也将卫生总费用按照筹资来源分为广义政府卫生支出和私人卫生支出，广义政府卫生支出包括狭义的政府财政支出和社会医疗保障支出，私人卫生支出是商业健康保险和家庭现金付费等非公共性质的卫生支出。

政府卫生投入可以从三个维度考察，即投入规模、投入结构和投入方式，反映出投入多少、投到哪里、怎样投入，可以比较全面分析政府卫生投入的质和量。政府卫生投入也主要是通过调整和优化这三个方面或三条路径，来影响城乡健康公平的。

2. 投入规模的调节

近十年来，中国经济取得了飞速的发展，全面建成小康社

---

[1]　孔丽丽：《政府投入下社区卫生服务项目供给问题研究》，硕士学位论文，天津大学，2010 年。

[2]　汪波、郭滇华、赵琳：《基于博弈论的社区卫生机构政府投入系统研究》，《天津社会科学》2010 年第 3 卷第 3 期。

[3]　屠彦：《我国政府医疗卫生支出效率及其影响因素研究》，《财会月刊》2015 年第 33 期。

会步伐不断加快，人民群众对健康也越来越重视，政府在民生领域的投入也越来越大，医疗卫生支出、教育支出、社会保障支出作为民生支出的三大方面，近几年来支出总量都有一定程度的增加。2006年公共卫生财政支出为1320.23亿元，2017年支出的数额达到了15517.3亿元，10年间提高了近11倍，这是绝对数量的增加。政府公共卫生支出的增加也受GDP和政府财政总支出的影响，政府公共卫生支出数额占政府财政总支出的比重是逐年增加的，但与世界发达国家还是存在一定的差距。政府卫生支出占卫生总费用的比重从2007年的46.9%增加到2014年的55.8%，但占比仍然较低且整体趋势变动较为缓慢，这说明医疗卫生支出所占的比重较低，仍存在投入不足的问题。

从国际相关经验来看。各国卫生投入规模的差异较大，2012年卫生投入总规模（卫生总费用占GDP的比重），美国达到17.9%，英国为9.4%，德国为11.3%，中国为5.4%，对于投入规模多少才合适，国际上一直没有明确政府卫生投入的标准。2017年，中国公共卫生支出占GDP的比重为6.2%，仍处于较低水平。[①] 世界卫生组织指出，适宜的个人自付比重仅为15%—20%，2016年，中国卫生费用中的个人自付比为28.8%，仍明显高于世卫组织要求。

公共卫生投入的不足，限制了卫生政策制定者设置资源分配的优先权，使得相关管理部门难以扩大对农村卫生的投入。因此，推进城乡健康公平，首先需要提高卫生支出在政府投入中的占比，加大对整个卫生事业的投入。经过40多年的改革开放和高速的经济发展，中国已经具备强大的经济实力，政府收入也在持续增长，已经具备较为充分的基础和条件，健康作为

---

① 《中国卫生与计划生育统计年鉴（2016）》，中国协和医科大学出版社2017年版。

民生的根本应该得到更加优先的对待，应该保障每年公共卫生投入的增长高于政府财政收入的增长，保障有较为充分的经济力量来推进城乡健康公平。平时，应该在总体卫生投入规模不断扩大的基础上，重点加大对农村投入的倾斜，改变长期以来重城市轻农村的投入倾向。应该确保，对农村健康卫生的公共投入规模不断扩大，且增长的速度要高于城市的增长。加大农村地区的公共卫生的投入力度和投入规模，是缩小城乡卫生资源配置差距，实现城乡健康公平的关键路径。

3. 投入结构的调整

政府卫生支出结构，是指国家和地方财政为促进医疗卫生事业发展在其经济活动中形成的技术经济联系以及由此表现出来的一些比例关系。政府卫生投入结构的划分主要包括功能结构（公共卫生服务、医疗保险、公费医疗和卫生行政等）、城乡结构（城镇与乡村卫生投入比）以及中央政府与地方政府的卫生投入结构。根据全国卫生总费用核算预计，2017 年政府、社会和个人卫生支出分别占 30.1%、41.1% 和 28.8%。[1] 与上年相比，政府卫生支出占比增加 0.1 个百分点，个人卫生支出占比基本持平。

合理的政府卫生支出总量或规模是实现有效医疗卫生服务的基础，而适宜的政府卫生支出结构则是实现医疗卫生资源优化配置的前提，也是实现城乡健康公平的关键。

调整政府卫生投入结构，首先是应该增加基层卫生服务机构的投入，特别是农村基础医疗服务结构的投入，提高其服务能力，引导基本的健康需求在基层机构、在农村当地得到满足，这是提高推进健康公平效率必然路径；其次，应该调整医疗保障中公共账户与个人的支付比例，减少农村居民看病就医的成

---

[1]　《中国卫生与计划生育统计年鉴（2016）》，中国协和医科大学出版社 2017 年版。

本。要在明确不同卫生产品属性的基础上，合理界定政府、社会和个人的投资责任和范围，优化投入结构，当前特别要重视通过逐步提高政府和社会投入比重，改善个人负担过重的状况。完善现有社会基本医疗保障体系中职工保险、全民保险和新农合三者结构关系，实现民众基本健康保障与城乡劳动者有效劳动能力保障相协调，做到区域和城乡全覆盖，做大、做实医保账户，提高统筹保障水平。

除了直接的卫生投入，政府还需要加大对影响居民特别是农村居民健康的相关因素的投入。如通过加大对农村教育投入，为农村居民改善生活和健康水平创造文化条件；注意农村居民生活环境的改善，加快农村改水、改厕的进程；健全农村养老保险机制，使得农村老年人在家人、社会以及政府的关心下减少疾病，安度晚年等。

4. 投入方式的优化

纵观国内外经验，政府对医疗机构的投入方式，主要有"补供方"和"补需方"两种。"补供方"是指政府需要通过专项及人员经费等形式，对医疗机构进行直接预算拨款补偿其成本耗费，承担起运转经营的部分或全部成本，同时这些机构按政府的要求对患者提供低价甚至免费的医疗服务；"补需方"是指医疗服务需求方使用包括政府财政和社会医疗保险基金在内的政府卫生资金购买医疗机构的服务，政府通过患者购买医疗卫生服务对医疗机构提供间接的补偿方式。

"补供方"的模式在诸多国家和地区得到广泛运用，如中国、英国、美国等。这些国家和地区实施"补供方"模式大多以公立医院为补偿对象，以使其更好地发挥公益性。中国医疗机构获得政府筹资补偿的主要方式为财政拨款，而不是政府服务购买的市场化补偿方式，这种方式不利于医疗机构之间的充分竞争和服务质量的提高，同时也不利于城乡之间健康公平的实现。

　　"补供方"的模式存在一定的问题。首先，政府对公立医院的倾斜性政策进一步强化了其垄断地位，加大了医疗机构之间竞争的不公平性。其次，"补供方"模式对政府制定合宜投入水平的能力有较高的要求，不仅需要政府对医疗机构的运行情况（如医院的运营成本、服务质量等）非常熟悉，还要掌握科学界定其成本和绩效的评价工具，同时还要求政府具有十分精确的行政计划能力和强有力的预算控制能力。但是由于信息不对称问题的存在，政府部门往往对医疗机构的内部运作情况难以全面准确掌握。再次，由于医疗主管机构与卫生服务供方之间存在某种程度的委托—代理关系，因此，政府需要花费精力对医疗机构的经营行为予以监督管理。最后，在"补供方"模式下，政府自然而然地倾向于将资金投入到公办医疗机构，从而对民营医疗机构形成不公平的竞争环境，挤压其生存空间。当公办医疗机构主导市场时，非常容易导致医疗机构整体效率的低下。

　　就目前情况而言，中国政府在医疗领域投入的财政资金绝大部分都流向了公立的医疗卫生机构，对城镇公立医院的投入采取的也是以财政拨款为主的"补供方"模式。在民营医院的收入来源中，财政拨款占比比公立医院低很多。在政府监管不力和公立医院占主导的双重影响下，"补供方"模式极易陷入效率低下的境况。在缺乏竞争的环境中，公立医院由于享有政府源源不断的拨款来源，无须为争取自身的收入做出竞争性行动，包括降低价格、提高效率、改善服务质量等。补助经费投向农村的各类医疗卫生服务机构，主要用于医疗机构的改造和设备购置、人员工资等补助，直接用于需方的补助很少，这就意味着加大财政投入并不能使低收入群体直接从中受益。而且，医疗条件的改善增加了医疗成本，抬高了患者获得医疗服务的门槛，降低了医疗服务对低收入群体的可及性。这种以"补供方"为主的投资模式，使国家的投入为利用卫生服务较多的富裕人口所享受，而贫困人口因支付能力弱，利用的卫生服务较少，从政府的投入中获得的利益也比较少，不利于降低贫富之间卫生服务利用的不公平，也不利于政府对公共资金使用监督，导致政府投入不是用来使人民获益，而是被用于营利性领域，变成医疗机构营利的工具。政府的投入应该更多地直接提供给"需方"，特别是农村地区的贫困人口，提高他们的支付能力，改变目前低收入阶层不能受益的状况。保证贫困患者获得基本医疗服务，避免贫困人口患病时因缺乏支付能力而被剥夺基本的生活能力。

近年来，中国不断加大对医疗保障的支出，不断提高新农合和城镇居民医疗保险的筹资水平，报销比例也不断提高，老百姓一定程度上得到了实惠。但随之产生的参保者"逆向选择"和提供方"道德损害"问题，患者费用控制意识差，医疗服务提供方利用自身的信息优势骗保问题，导致中国医疗费用不合理增长，患者得到的实惠也大打折扣。解决这一系列问题关系到每个参保人自身利益，也关系到财政卫生投入的可持续性。政府应转变投入方式，加快医疗保险支付方式改革，真正发挥医疗保险的风险保障和费用控制作用。在新一轮医疗体制改革中，政府卫生投入要兼顾供方路径和需方路径，卫生改革要按照供需分离的既定路径推进，这既是政府主导解决市场失灵的重要措施，也是增加政府卫生投入的基础。坚持供方和需方共同投入有利于建立均衡的医疗服务和医疗保障制度，为农村居民提供基本医疗卫生服务。

三　基于健康需求模型的政府投入影响健康公平的机制分析

将健康看作人力资本这一想法早有经济学家提及，但健康资本需求模型还是 Grossman 在 1972 年发表的一文中首次被深入阐述，之后这一经典模型就成为诸多相关文献研究的起点。[①] 本部分也以 Grossman 模型为基础，对中国基本公共医疗卫生服务进行投入产出分析、供给需求分析，进而探讨取得最大健康产出时，引入政府卫生投入变量，构建健康公平分析模型，针对城乡的不同居民群体，在居民健康效应函数中匹配差异化的政府卫生投入系数，深入剖析其对居民健康产出和服务公平的影响机理。

（一）基于 Becker 健康需求理论模型的分析

1. Becker 健康需求理论模型

Becker 理论的框架是：消费者从市场中购买各种物品或服务，并结合自己的时间，生产出各种能产生效用的消费品；同时，消费者在收入与时间的限制下，追求个人效用水平的极大化。所以，Becker 理论架构下的方程组是：

$$U = U(H, Z) \tag{2.1}$$

$$H = G_1(M, T_h; E) \tag{2.2}$$

$$Z = G_2(X, T_z; E) \tag{2.3}$$

$$P_m M + P_x X = R = N + W T_w \tag{2.4}$$

$$T = T_w + T_h + T_z \tag{2.5}$$

其中，各变量符号的经济健康含义为：

U：消费者的效用水准；

H：消费者的健康；

Z：其他能使消费者获得效用的消费品；可将此视为复合消费品（composite commodity）；

M：医疗服务量；

X：其他物品量；

---

① Grossman M., "On the Concept of Health Capital and the Demand for Health", *Journal of Political Economy*, Vol. 80, No. 2, 1972, pp. 23 – 55.

T_h：消费者用于生产健康所花费的时间；

T_z：消费者用于生产其他消费品的时间；

E：影响消费者在非市场部门生产效率的环境变量；

T_w：消费者用于工作的时间；

R：消费者可支付的总货币收入；

P_m：每单位医疗服务 M 的货币价格；

P_x：每单位 X 物品的货币价格；

W：消费者每小时的工资率（wagerate）；

N：消费者的非薪资收入；

T：消费者可利用的总时间。

假设：$U_h > 0$, $U_z > 0$；即，2 种消费品的边际效用都大于 0。并且假设：$U_{hh} < 0$, $U_{zz} < 0$；即，2 种消费品的边际效用都递减。

方程（2.2）表示，健康是通过消费者在市场上购买的医疗服务和用于健康所花费的时间产生而得的。而消费者生产健康的技术效率，则受到环境变量（如教育程度）的影响。

方程（2.3）的意义与方程（2.2）类似，区别在于：方程（2.3）是指其他消费品而言。

方程（2.4）表示：消费者用于购买其他物品的支出与就医所付的医疗费用的总和，应等于消费者可支付的货币收入，也等于消费者的非薪资收入与（工作的）薪资收入的和。

方程（2.5）表示消费者的有限时间资源的时间限制条件，表示消费者可利用的总时间 T，是其用于工作的时间 T_w，与其花在生产健康的时间 T_h，与其生产 Z 消费品的时间 T_z 的总和。

然后，进一步简化分析，可以假设家庭生产函数都为 Leontiff 固定系数的生产技术形式，并得到生产成本最小的条件的最适合生产路径，即为：

$$H = \min(\frac{M}{b_m}, \frac{T_h}{t_h}) = \frac{M}{b_m} = \frac{T_h}{t_h} \tag{2.6}$$

以及，

$$Z = \min\left(\frac{X}{b_x}, \frac{T_z}{t_z}\right) = \frac{X}{b_x} = \frac{T_z}{t_z} \tag{2.7}$$

其中：

b_m：家庭生产的投入要素的技术参数，表示生产 1 个单位健康所需的医疗服务要素；

t_h：家庭生产的投入要素的技术参数，表示生产 1 个单位健康所需花费的时间（如购买医疗服务所需花费的交通时间）；

b_x：家庭生产的投入要素技术参数，表示生产 1 个单位 Z 所需要的其他物品要素；

t_z：家庭生产的投入要素的技术参数，表示生产 1 单位 Z 所需花费的时间。

进一步，可以从式（2.6）和式（2.7）得到：

$$M = b_m H \tag{2.8}$$

$$T_h = t_h H \tag{2.9}$$

$$X = b_x Z \tag{2.10}$$

$$T_z = t_z Z \tag{2.11}$$

再将式（2.8）与式（2.10）分别代入式（2.4）和式（2.5），得到：

$$P_m b_m H + P_x b_x Z = P_m M + P_x X = R = N + WT_w = N + W(T - T_h - T_z) \Rightarrow P_m b_m H + P_x b_x Z = N + WT - WT_h - WT_z = N + WT - Wt_h H - Wt_z Z \Rightarrow (P_m b_m H + Wt_h)H + (P_x b_x + Wt_z)Z = N + WT \tag{2.12}$$

再定义影子价格：

$\pi_h \triangleq P_m b_m + Wt_h$，$\pi_z \triangleq P_x b_x + Wt_z$

那么在以下的消费者均衡关系的健康需求的图 2.3 中，其斜率的绝对值是 π_h / π_z。

2. Becker 理论扩展模型

考察政府卫生投入。我们认为，政府卫生投入对每个消费者的作用，是帮助每个消费者享受到经过政府补贴的医疗服务

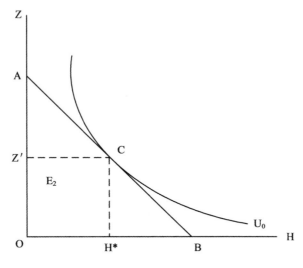

图 2.3　消费者的健康需求

量 M，多于完全由消费者个人资金所能购买的医疗服务量。所以，政府卫生投入对每个消费者的作用，可以折算成减少的单位医疗服务和价格，或者是增加的消费者可支付的货币收入。也就是说，可以通过修改方程（2.6）来体现政府卫生投入对每个消费者的医疗帮助或补贴，如下。（见图 2.4）

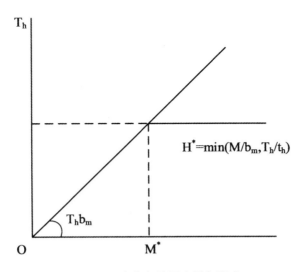

图 2.4　消费者的医疗服务需求

$$P_{m,2}M_2 + P_x X = P_m(1 - \alpha_p)M(1 + \beta_m) + P_x X = R = N + WT_w$$
$$\text{(2.13)}$$

上式中，

$$P_{m,2} = P_m(1 - \alpha_p) \leqslant P_m, \ 0 \leqslant \alpha_p < 1 \quad \text{(2.14)}$$

$$M_2 = M(1 + \beta_m), \ 0 \leqslant \beta_m \quad \text{(2.15)}$$

由于 α_p 和 β_m 满足，

$$(1 - \alpha_p)(1 + \beta_m) = 1 \Rightarrow \beta_m = \frac{1}{(1 - \alpha_p)} - 1 = \frac{\alpha_p}{(1 - \alpha_p)} =$$

$$\frac{1}{(1/\alpha_p - 1)} \quad \text{(2.16)}$$

所以，真正的新变量只有一个，即医疗服务的单价的政府对个人消费者的补贴率 α_p。并且，根据中国目前的国情，城市居民（"城"）和农村居民（"乡"）所获得补贴率的水平不同，通常是城市医疗补贴好过（此处即大于）农村医疗补贴。所以，我们至少可以考虑三个不同档次的 α_p，简介如下。

$\alpha_p = \alpha_{p0} = 0$，即没有补贴。

$\alpha_{pc} > \alpha_{ps} > 0$，即中国目前的国情是：城镇居民获得政府的补贴率 α_{pc}，大于农村居民获得的补贴率 α_{ps}。

$$H = \min(\frac{M}{b_m}, \frac{T_h}{t_h}) = \frac{M}{b_m} = \frac{T_h}{t_h} \quad \text{(2.17)}$$

然后，我们考察假设的家庭生产函数：

当补贴率 $\alpha_p > 0$，个人获得的医疗服务量从 M_1 增加到 M_2。我们可以合理地假设单位健康的医疗服务要素 b_m 不变，那么个人获得的期望健康水平将从 H 增加到 H_2。这时，相应地，$P_{m,2} = P_m(1 - \alpha_p)$ 会减小，于是健康的影子价格 $\pi \triangle P_m b_m + Wt_h$ 会减小。那么在以下的消费者均衡关系的健康需求的图2.5中，其斜率的绝对值是 π_h/π_z 会变小；即，斜率会偏向水平线，H^* 会变大和其位置向右移动。

那么在以下的消费者均衡关系的医疗服务需求的图2.6中，M^* 会变大和位置向右移动；M^* 会变大和水平线位置会抬高。

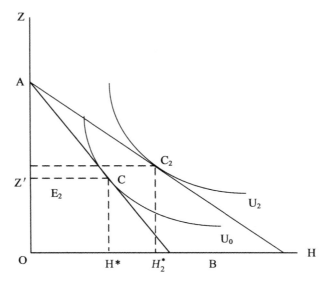

图 2.5　消费者的健康需求

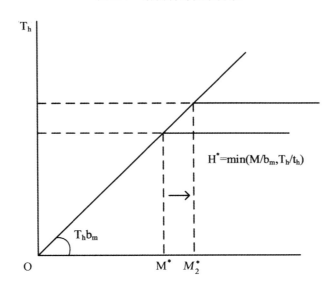

图 2.6　消费者的医疗服务需求

（二）基于 Grossman 健康需求理论模型的分析

Becker 健康需求模型将健康作为消费品，通过消费行为选择实现消费效用最大化，但这种效用反应是即期或是短期的，而健康具有长期性，需要考虑其长期效用。于是，Grossman

（1972）在 Becker 理论模型的基础上，考虑了人们追求健康的长期性，从消费和投资两个角度出发，根据最优健康需求，即健康资本边际收益等于健康资本边际成本，来建立健康需求模型。

Grossman 健康需求模型首先对人力资本存量的构成形式进行了区分和界定，认为个体的人力资本评估不仅应该包含知识、经验以及技术等方面，而且还应包含对个体的健康状况的考察。与知识、经验等相关人力资本影响因素不同，健康对于人力资本的作用并不体现在提高个体生产效率，或者直接增加个体收入水平等方面，而是通过增加个体的可支配工作时间，进而提升个体人力资本水平。基于此，Grossman 将个体的效用函数表示为如下形式：

1. Grossman 健康需求理论模型

Grossman 模型与 Becker 理论的主要区别是：Grossman 模型考虑消费者一生的效用，是种多期的模型架构。多期架构的Grossman 模型中，引入流量和存量的概念。流量（flow）是指在单一期间内所进行的经济活动（投资或消费）的结果；而存量（stock）是指过去各期所累积的成果。Grossman 模型设定消费者一生的效用函数（Utility function）为：

$$U = U(\varphi_0 H_0, \cdots, \varphi_n H_n; Z_0, \cdots, Z_n) \qquad (2.18)$$

其中，

H_0：消费者出生时的健康存量；

H_i：第 i 期或年龄 i 时的健康存量；

φ_t：i 期每健康存量所产生的健康天数；

$\varphi_i H_i$：i 期消费者可消费的健康总天数，后文用 h_i 表示，即 $h_i = \varphi_i H_i$；

Z_i：i 期消费者所消费的其他商品量；

n：生命的年数；根据 Grossman 模型的死亡终结条件（$H_i = H_{\min}$）推得 n 是消费者可以选择的内生变量（endogenous variable）；n 的大小取决于消费者在有限制的条件下，追求最大效用时所决定的 $H_i = H_{min}$。在生命开始期的健康存量 H_o 给定。但其他时期的健康存量为内生变量，截至计划期 n 的寿命也为内生变量。

尤其当 $H_i \leq H_{min}$ 时（i 期的健康存量小于维持生命的最小健康存量时），人便死亡。因此，在效率和资源约束下实现消费者效用最大化的健康"资本"量决定寿命。

据定义，对健康存量的净投资等于总投资减去健康折旧：

$$H_{i+1} - H_i = I_i - \delta_i H_i \tag{2.19}$$

$$H_{i+1} = I_i + (1 - \delta_i)H_i \tag{2.20}$$

I_i：i 期健康总投资；

δ_i：在 i 期的健康折旧率（为取决于年龄的外生变量），$0 < \delta_i < 1$。

然后，相关的家庭生产函数为，消费者对效用函数中的健康和其他商品进行投资：

$$I_i = I_i(M_i, TH_i; E_i) \tag{2.21}$$

$$Z_i = Z_i(X_i, TH_i, T_i; E_i) \tag{2.22}$$

M：第 i 期从市场上购买的投资于健康的投入向量（消费者从市场购买的医疗服务，即，用于生产健康的投入要素）；

X_i：第 i 期从市场上购买的用于生产 Z_i 的投入向量（投入要素）；

TH_i：第 i 期生产健康的时间投入；

T_i：第 i 期投资于其他商品 Z_i 的时间；

E_i：知识或除健康资本之外的人力资本，是外生变量或预先给定（如：教育程度）。方程（2.21）和方程（2.22）用分号把（X_i、TH_i、M_i、T_i）这些内生的商品和时间变量同外生变量 E_i 区别开来。

依据 Michael（1973）、Michael 和 Becker（1973）的理论，Grossman 认为正如技术进步提升市场部分的生产效率一样，知识资本的增加将增加在非市场化家庭部分的劳动效率。同时，假定生产函数是线性齐次函数并以市场商品和自我时间投入为内生变量。

方程（2.21）的经济意义是，消费者从市场购买医疗服务，加上自己的时间来投资生产健康，而人力资本存量（如教育程度）影响消费者生产健康的效率。方程（2.22）的经济意义类似方程（2.21）。

由于消费者投资健康的各种投入要素和时间要素等都是有限的资源，商品的预算约束为商品支出的折现值等于生命周期中收入的折现值加上初始资产（财富收入的折现值）。所以推得相关的限制方程式如下：

$$\sum \frac{(P_i M_i + V_i X_i)}{(1+r)^i} = \sum \frac{W_i \times T(W_i)}{(1+r)^i} + A_0 \qquad (2.23)$$

P_i：M_i 的价格；

W_i：小时工资；

V_i：X_i 的价格；

TW_i：工作的时间；

A_0：起始资产；

r：市场利率；

Ω：时间约束为 Ω。

任何可用时期的总时间：

$$TW_i + TH_i + TL_i + T_i = \Omega \qquad (2.24)$$

TL_i：因生病和受伤而损失的市场和非市场活动的时间。

方程（2.24）修正了 Becker（1968）提出的时间分配模型，总时间必须包括生病时间。生病时间和健康存量是反向的，即 $\frac{\partial H_i}{\partial I_{i-1}} = 1$，$TL_i / H_i < 0$。

Ω 以小时计，φ_i 是每一健康存量 H_i 中的健康时间流量；h_i 为一给定年份的总的健康时间，如果以年为相关计算器 $\Omega = 8760$

小时或 365 天，每天 24 小时。

方程（2.23）是消费者的收入限制，方程（2.24）是时间限制。其中：

结合方式（2.18）和方程（2.24）得到：

$$TL_i = \Omega - TW_i - TH_i - T_i = \Omega - \varphi_i H_i = \Omega - h_i \quad (2.25)$$

并且，从方程（2.14）和方程（2.15）还得到：

$$\sum \frac{(P_i M_i + V_i X_i)}{(1+r)^i} = \sum \frac{W_i \times TW_i}{(1+r)^i} + A_0 = \sum$$

$$\frac{W_i \times (\Omega - TL - TH_i - T_i)}{(1+r)^i} + A_0 \Rightarrow \sum \frac{(P_i M_i + V_i X_i)}{(1+r)^i} + \sum$$

$$\frac{W_i \times (TL + TH_i + T_{ii})}{(1+r)^i} = R = \sum \frac{W_i \times \Omega}{(1+r)^i} + A_0 \Rightarrow \sum$$

$$\frac{(C_i + C_{1i} + W_i \times TL_i)}{(1+r)^i} = R = \sum \frac{W_i \times \Omega}{(1+r)^i} + A_0 \quad (2.26)$$

方程（2.26）为总财产 = 全部时间用来工作的所获现值 + 初始财产的现值。总财富部分用于市场货物的购买，部分用于非市场产出的购买，部分由于生病而损失。

其中，

$C_i = P_i M_i + W_i TH_i$：用于投资健康的总成本，即，购买医疗服务的货币成本（$P_i M_i$）加时间成本（$W_i TH_i$）。

$C_{1i} = V_i X_i + W_i T_i$：消费者生产 Z 消费品的总成本，即，购买市场要素的货币成本（$V_i X_i$）加时间成本（$W_i T_i$）。

现在，可以归纳 Grossman 模型的最优规划问题如下：

$$\max\{U = U(\varphi_0 H_0, \cdots, \varphi_n H_n; Z_0, \cdots, Z_n)\} \quad (2.27)$$

$$H_{i+1} - H_i = I_i - \delta_i H_i \quad (2.28)$$

$$I_i = I_i(M_i, TH_i; E_i) \quad (2.29)$$

$$Z_i = Z_i(X_i, TH_i; T_i, E_i) \quad (2.30)$$

$$\sum \frac{(C_i + C_{1i} + W_i \times TL_i)}{(1+r)^i} = R = \sum \frac{W_i \times \Omega}{(1+r)^i} + A_0 \quad (2.31)$$

此即是在四个条件式（2.28）、式（2.29）、式（2.30）和式（2.31）的限制下，追求效用式（2.27）的最大化。

在这一原则下，消费者可以决定第 i 期最佳的健康存量（ H_i ）与最佳的 Z 消费品水平（ Z_i ）。由于消费者的原始健康存量（ H_0 ）与健康资本的折旧率（ δ ）是外生变量所决定的，所以由式（2.28）的关系可知，消费者最佳健康资本存量将由毛投资额 I_i 来决定，简言之，消费者根据选择最佳的健康投资水平，就可以决定最佳的健康资本存量。因此，可以根据消费者的投资决定说明影响消费者决定健康需求的因素。

Grossman 模型的最优规划问题的均衡条件是：健康需求的决策；即，消费者会选择一最佳的某投资水准（ I_i ），使其个人一生的效用最大。根据相关研究，该最佳投资决策的均衡条件是：

$$\gamma_i + \alpha_i = \gamma - \pi_{i-1}^* + \delta_i \tag{2.32}$$

其中：

关于 γ_i 有，

$$\gamma_i = \frac{W_i G_i}{\pi_{i-1}}, \ G_i = \frac{\partial\, h_i}{\partial\, H_i} \tag{2.33}$$

G_i 表示健康资本存量 H_i 生产健康时间或健康天数的边际生产力；

关于 π_{i-1}^* 有，

$$\pi_{i-1} = \frac{dC_{i-1}}{dI_{i-1}}, \tag{2.34}$$

π_{i-1} 表示第（ $i-1$ ）期毛投资额 I_{i-1} 的边际成本；

根据上述，我们得到 γ_i 的经济意义。

$$\gamma_i = \frac{W_i G_i}{\pi_{i-1}} = 健康投资的边际（货币）回报率$$

$$= 健康投资的边际效率（MEC：Marginal\ efficiency\ of\ health\ capital） \tag{2.35}$$

$$= \frac{W_i\,(\text{健康时间的货币价值}) \times G_i\,\left(\begin{array}{c}\text{新增一单位的健康资本} \\ \text{所能增加的健康时间}\end{array}\right)}{\pi_{i-1}\,(\text{投资健康的边际成本})}$$

α_i 是消费者的精神回报率（the psychic rate of return），即有，

$$\alpha_i = \frac{(U_h/\lambda)\,(1+r)^i G_i}{\pi_{i-1}} = \frac{U_{h_i} G_i\,(1+r)^i}{\lambda \pi_{i-1}} \tag{2.36}$$

$$U_{h_i} = \frac{\partial U}{\partial h_i}$$

这里，U_{h_i} 是健康时间（Healthy days）的边际效用；λ 是财富的边际效用（Marginal utility of wealth）；（U_{h_i}/λ）表示增加一单位健康时间所增加效用的等值货币（Monetary equivalent）。所以，

$$\alpha_i = \frac{U_{h_i}\,(\text{健康时间的边际效用}) \times G_i\,(1+r)^i}{(\lambda\ \text{财富的边际效用}) \times \pi_{i-1}\,(\text{投资健康的边际成本})}$$
$$\tag{2.37}$$

（2.36）式的分子 $U_{h_i} G_i\,(1+r)^i$ 表示健康投资在效用层面上所获得的回报，分母 $\lambda \pi_{i-1}$ 表示健康投资在效用面上所付出的成本；所以，精神回报率 α_i 代表一种在效用层面上所获得的投资回报率。

（2.32）式的左边（$\gamma_i + \alpha_i$），其含义是，消费者投资健康所获得的边际回报率，包含：投资上的利益即货币回报率（γ_i，investment benefit），以及消费上的利益即精神回报率（α_i，consumption benefit）。

（2.32）式的右边（$\gamma - \pi_{i-1}^* + \delta_i$）代表消费者从事健康投资的资本使用成本（user cost of capital），其包含 3 部分内容：资本的机会成本即利率（γ）；折旧率（δ_i）；相邻期的某投资边际成本变动的百分比即（$\pi_i - \pi_{i-1}$）/π_{i-1}，其反映投资成本变动带来的资本得利（$\pi_{i-1}^* > 0$）或资本损失（$\pi_{i-1}^* < 0$）。

根据 Grossman 的做法，忽略健康资本的消费品特性，只考虑纯投资模型，也就是只考虑健康资本的投资面效益，Grossman 称其为纯投资模型。那么 $\alpha_i = 0$。然后，假设健康时间的边际效

用为 0 ，那么 $U_{h_i} = 0$ 。接着，再省略投资成本变动的影响，那么 $\pi_{i-1}^* = 0$ 。于是，得到下式：

$$\frac{W_i G_i}{\pi_{i-1}} = \gamma_i = \gamma + \delta_i \qquad (2.38)$$

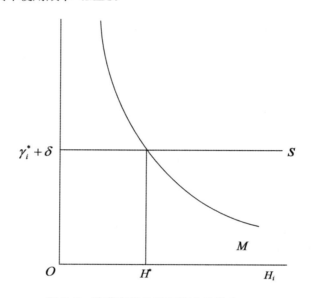

图 2.7　消费者最佳健康资本的决定

我们根据式（2.38）条件，来说明以上图 2.7 的 MEC 曲线，即消费者对健康资本的需求曲线，曲线表示健康资本存量（ H_i ）与投资回报率或资本边际效率（ γ_i ）之间的关系。MEC 曲线的斜率为：

$$\frac{d\gamma_i}{dH_i} = \frac{d(\frac{W_i G_i}{\pi_{i-1}})}{dH_i} = \frac{W_i}{\pi_{i-1}} \times \frac{dG_i}{dH_i} \qquad (2.39)$$

由于 $G_i = \frac{h_i}{H_i}$ ，得到 $\frac{dG_i}{dH_i} < 0$ ，那么 MEC 曲线的斜率 $\frac{d\gamma_i}{dH_i} < 0$ 。

另外，图 2.7 中的水平 S 线是健康资本的供给曲线，表示资本成本（ $\gamma + \delta_i$ ）不受健康资本存量 H_i 的影响。在 MEC 需求曲线和供给 S 线的交叉点 H^*，满足式（2.38）的均衡条件 $\gamma_i = \gamma + \delta_i$。

2. Grossman 健康需求理论扩展模型

考察政府卫生投入。类似于对 Becker 模型的扩展，我们认为，政府卫生投入对每个消费者的作用，是帮助每个消费者享受到经过政府补贴的医疗服务量 M，多于完全由消费者个人资金所能购买的医疗服务量。所以，政府卫生投入对每个消费者的作用，可以折算成减少的单位医疗服务和价格，或者是增加的消费者可支付的货币收入。如下。

$$P_{2i}M_{2i} = P_i(1 - \alpha_{pi})M_i(1 + \beta_{mi}) = P_iM_i \qquad (2.40)$$

上式中，

$$P_{2i} = P_i(1 - \alpha_{pi}) \leqslant P_i, \ 0 \leqslant \alpha_{pi} \leqslant 1$$
$$M_{2i} = M_i(1 + \beta_{mi}) \geqslant M_i, \ 0 \leqslant \beta_{mi} \qquad (2.41)$$

由于 α_{pi} 和 β_{mi} 满足，

$$(1 - \alpha_{pi})(1 + \beta_{mi}) = 1 \Rightarrow \beta_{mi} = \frac{1}{(1 - \alpha_{pi})} - 1 = \frac{\alpha_{pi}}{(1 - \alpha_{pi})} = \frac{1}{(1/\alpha_{pi} - 1)} \qquad (2.42)$$

所以，每期的真正的新变量只有一个，即医疗服务的单价的政府对个人消费者的补贴率 α_{pi}。并且，根据中国目前的国情，城市居民（"城"）和农村居民（"乡"）所获得补贴率的水平不同，通常是城市居民医疗补贴大于农村居民医疗补贴。所以，我们至少可以考查两个不同档次的 α_{pi}，简介如下。

（1）$\alpha_{pi} = \alpha_{p0} = 0$，即没有补贴。

（2）$\alpha_{pc} > \alpha_{ps} > 0$，即，中国目前的国情是，城镇居民获得的补贴率 α_{pc}，大于农村居民获得的补贴率。

我们沿用 Becker 模型中的关于家庭函数都为 Leontiff 固定系数的生产技术形式的假设，即有：

$$H_i = \min\left(\frac{M_i}{b_{mi}}, \frac{T_{hi}}{t_{hi}}\right) = \frac{M_i}{b_{mi}} = \frac{T_{hi}}{t_{hi}} \qquad (2.43)$$

那么，类似于图 2.7，我们可以考查购买的医疗服务 M_i 和健康资本存量 H_i 的关系。即有：

$$\frac{d\gamma_i}{dM_i} = \frac{d\gamma_i}{dH_i} \times \frac{dH_i}{dM_i} = \frac{W_i}{\pi_{i-1}} \times \frac{dG_i}{dH_i} \times \frac{dH_i}{dM_i} = \frac{W_i}{b_{mi}\pi_{i-1}} \times \frac{dG_i}{dH_i} < 0$$

$$（2.44）$$

可以看出，下述图 2.8 中的 MEC 曲线和 $\frac{d\gamma_i}{dM_i}$ 一致。所以当补贴率 $\alpha_{pi} > 0$，然后 M_i 变大为 $M_{2i} = M_i(1 + \beta_{mi})$，那么有：

$$\frac{d\gamma_i}{dM_{2i}} = \frac{d\gamma_i}{dM_i} \times \frac{dM_i}{dM_{2i}} = \frac{W_i}{b_{mi}\pi_{i-1}(1 + \beta_{mi})} \times \frac{dG_i}{dH_i} < 0 \quad （2.45）$$

并且，$0 \leqslant \beta_{mi}$。那么，知道 $\gamma_i - M_i$ 曲线在补贴率导致的 M_{2i} 作用下，负斜率的绝对值变大，曲线更加陡峭，那么最优的 M_i 变小了。

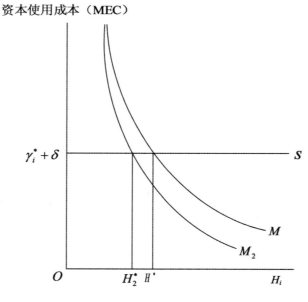

图 2.8　消费者最佳健康资本的决定

在 Becker 模型与 Grossman 模型的研究中，都未涉及政府卫生投入所产生的影响。然而在这两个扩展模型的分析中，都可以看到在医疗服务价格提高后，消费者的医疗服务需求会随之减少。换言之，在没有政府投入的情况下，消费者医疗需求曲线的斜率是负的，即如图2.9中的 D_1 线。利用这一分析结果，可以进一步说明政府投入介入后对城乡消费者医疗服务需求的影响。从现有的补偿标准来说，政府对于城市的补贴率是远高于农村居民的补贴率的，假设城市居民的部分负担率为50％，农村居民的部分负担率为25％，政府的补贴使城市居民在就医时的价格从每次 Q 元（P）降为 0.5Q 元（$0.5P_1$），即政府投入后，城市居民就医的货币价格降低了一半。因此，城市居民对医疗服务的需求量会从 M_1 增加到 M_2。这一改变相当于图2.9中，消费者的有效需求曲线由原来的 D_1 变成 D_2。

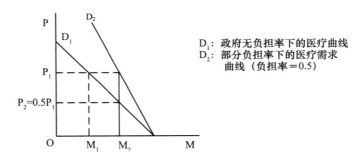

图2.9 不同的补贴率对消费者医疗需求曲线的影响

Grossman 的健康需求模型告诉我们，人们在产生医疗需要时只有投入货币和时间才能转化为有效的医疗需求，产生健康产出。当政府投入较高时（个人负担率比较低时），医疗需求对价格缺乏弹性，需求量的提高会引起医疗机构的就医拥挤，因而政府投入的增加（个人负担率的降低），时间成本在医疗需求中占越来越大的比重。中国目前多数地区农村的医疗资源较为缺乏，大医院多集中于城市，农村的村卫生室和乡镇卫生院只具备门诊和小型手术的功能，医疗设备落后。因而多数农村居民罹患重大疾病时仍需到城市的大医院就医，比城市居民面临更多的交通、时间成本等间接医疗支出，使得农村居民的实际医疗负担远大于城镇居民。而另一个方面，医疗保障制度的普遍覆盖也使得缺乏弹性的医疗服务供方价格上涨，在医疗资源贫乏的地区尤其如此，"看病贵、看病难"成为目前中国医疗卫生领域的首要问题。作为医疗支出的风险分担机制，医疗保障制度无法完全解决"看病贵、看病难"的问题，只能防止大病支出给少数家庭带来的"因病致贫"现象。因而，在加强农村医疗基础设施建设的同时，要加强对医疗服务供方的费用约束，才能保证医疗保障基金真正的补给"需方"而不是"供方"，更好地实现城乡健康公平的目标。结果显示，政府要加大对农村地区卫生投入力度，同时，还必须增加农村地区就医的可及性，也就是在政策上加大对农村地区的投入力度，减少居民就医的时间成本，缩小城乡之间医疗资源配置上的差距，只有这样，城乡之间的居民才能够得到公平的就医机会，才能真正实现城乡健康的公平。

基于前述讨论，总的来说，政府卫生投入对于个人消费者的最直接可靠的好处是，帮助每个消费者享受到经过政府补贴的增加的医疗服务量 M，从而得到平均意义上的更高的健康存量水平 H。所以，政府卫生投入对居民健康产出是正影响，适用于发展中阶段的中国。另外，由于现时的城乡居民所享有政府卫生投入和补贴的水准不同，城镇高而农村低，这在一定程度上引发了不公平的社会现象：城镇医疗资源丰富优秀而农村的医疗资源相对少且落后，城镇居民享有的医疗补贴水平高而农村居民享有的医疗补贴水平相对较低。所以，建议和期待政府相关部门逐步改进公共卫生服务的公平性，进而推动城乡健康公平的实现。

第三章 中国城乡健康公平的测度
及其影响因素分析

一 新中国成立以来城乡健康公平进程的考察

（一）改革开放前医疗卫生及健康公平发展状况

1949 年之前，中国卫生状况极差，鼠疫、霍乱、天花、血吸虫病等多种传染病、寄生虫病广泛流行。广大人民群众缺乏最基本的医疗卫生服务，人的生老病死，基本上听天由命，人均预期寿命仅为 34 岁左右。

新中国成立后，党和政府领导全国人民迅速医治旧社会留下的各种社会创伤，迅速做出决策，大力发展卫生事业，采取各种措施增进人民的健康。其中，最基本的原则，就是为最大多数人民群众提供尽可能的医疗健康服务，保障健康公平是最基本的指导思想。

1950 年，第一届全国卫生工作会议召开，确定了"面向工农兵，预防为主，团结中西医"的卫生事业发展方针。1952 年第二届全国卫生工作会议，又提出"卫生工作与群众相结合"的发展原则。① 两次会议影响了此后卫生工作发展的走向。一个

---

① 《新中国七十多年来的医疗卫生事业是如何发展的？》，2020 年 4 月 7 日，上海党史网（http://www.ccphistory.org.cn/node2/shds/n218/n221/u1ai35091.html）。

典型的表现，就是改变了医疗卫生只为少数人服务的状态，转而为广大劳动人民、为工农兵群众服务，尤其为缺医少药的农民服务。在基础十分薄弱的情况下，国家大力加强公共卫生建设，极大地改善了人民群众的生命健康，国民整体健康水平显著提升。同时，民众的卫生观念、卫生行为也逐渐改变，对医疗保健的重视程度不断提升。

从 1953 年开始，全国省、地区、县各级卫生防疫站逐步建立。稍后，铁路系统、厂矿企业也建立了卫生防疫站。1955 年，国务院发布的《传染病管理办法》是卫生防疫工作的第一个法定性文件。该《办法》将传染病定为甲、乙二类共 18 种，对各种传染病的疫情报告及防治处理都做了具体规定，从而使防疫工作有法可依。1958 年，国家开展了除"四害"运动，进一步整治了环境卫生，以预防疾病传播。经过不懈努力，卫生防疫工作在短期内取得了显著的效果。

从 1950 年开始，中国开始实行全民普种牛痘，以控制和消灭天花，5 年后接种率已达应接种人数的 90%。天花发病率随即大幅下降，1961 年云南省西盟县报告 1 例患者后，天花在中国再未发生。同样被消灭的还有霍乱，1952 年天津出现 1 例后，未再发现。鼠疫到 1955 年全国仅发生 39 例，基本得到控制。性传播疾病在旧中国也广泛流行。新中国成立后，政府以行政强制手段，封闭妓院，阻断了性病的主要传播途径。同时，在高发地区进行普查普治，到 1959 年，性病在全国范围内已基本消灭。全国结核病患病率和死亡率大大下降。其他传染性疾病也得到了有效控制。

妇女儿童，特别是孕产妇和婴幼儿，是医疗卫生工作的重点人群。1954 年《中华人民共和国宪法》规定："婚姻、家庭、母亲和儿童受国家的保护。"由此，国家对妇女的生育待遇（孕产假、生育补助等）、女工的劳动保护等都做出了明确的规定。为降低生育过程中的母婴健康风险，国家还大力推广新法接生，使孕产妇和婴儿的死亡率不断下降。新生儿破伤风在大中城市基本被消灭，在农村也基本得到控制。30 年间，中国妇幼保健所、站机构数，从 9 所增至 2353 所，充分体现了妇幼保健工作的成绩。

食品卫生与民众生活、健康息息相关。1957 年，国务院颁布《食品卫生管理试行条例》，成为新中国第一部关于食品卫生的行政立法。1973 年，卫生部牵头，集中多方力量，共同开展了乳、肉、蛋、粮、食用油、冷饮、酒类、调味品、水产、食品添加剂、黄曲霉素含量，有机氯农药残留、汞残留等 14 个食品卫生标准的起草工作，最终提出了 14 项 54 个食品卫生标准草案，于 1978 年 5 月 1 日起在国内试行。随着大规模工业建设的开展，生产卫生特别是职业病防治，也日益受到重视。

1949—1977 年，国务院和有关部门共制定颁布 99 件有关职业病防治的法规文件。卫生、劳动等部门则开展有系统的生产标准制定和工业卫生监督。针对中国职业病中危害最大的尘肺病（其中又以矽肺病最为常见），国务院做出《关于防止厂、矿企业中矽尘危害的决定》，要求"厂矿企业的车间或者工作地点每立方米所含游离二氧化矽 10% 以上的粉尘，在 1956 年内基本上应降低到 2 毫克，在 1957 年内必须降低到 2 毫克以下"。同时规定对接触硅尘工人进行定期健康检查，对患病工人应予以治疗、调动工作或疗养。1963 年，国务院又对矽肺病的防治与有关社会保险、生活福利待遇做了详细规定，尘肺病防治工作取得了明显成效。

经过 30 年的努力，中国医疗卫生事业取得了长足进步。到改革开放之前，中国已经建成了比较完整的、布局合理的医疗卫生服务体系。在城市，形成了市、区两级医院和街道门诊部（所）组成的三级医疗服务及卫生防疫体系；在农村，县医院、乡镇（公社）卫生院、村（生产大队）卫生所（医疗站、保健站）的三级医疗体系也建立起来。

（二）改革开放后医疗卫生及健康公平发展状况

改革开放后，随着中国经济的快速发展，医疗卫生事业也不断进步，卫生基础设施和医疗卫生技术水平得到长足发展。但同时中国医疗卫生的公平状况却在下降，居民健康水平差距，特别是城乡居民健康水平的差距在不断扩大。在 80 年代，中国农村甚至一定程度上出现了健康和卫生状况的倒退现象。伴随着传统农村合作医疗的衰落和瓦解，中国农村地区医疗和卫生状况逐渐恶化，甚至一些地方出现了地方病和传染病抬头的迹象。受市场化改革的影响和冲击，中国城市居民的健康和医疗出现了一系列问题，居民之间在医疗卫生资源配置、医疗卫生服务利用和健康产出之间的差距开始显现并不断拉大，城乡之间、区域之间、人群之间的健康不公平程度日益严重。

20 世纪 90 年代以来卫生资源的利用效率及公平性均呈下降趋势。为克服计划经济时期的"平均主义"，改革开放后在经济体制改革中确立了"效率优先、兼顾公平"的改革与发展方针。这一政策对经济发展产生了积极作用，但是，把这一政策应用到市场失灵的社会发展领域，如果没有相应的政府作用，尤其是严格的市场监管，其结果将是在公平性下降的同时未必导致效率的提高，卫生行业恰恰不幸成为效率与公平下降的典型领域。1993 年以来的国家卫生服务调查，清楚地反映出卫生领域并存的"市场失灵与政府失效"问题。经过 20 多年的快速增长，医疗设施和设备有所改善，但是城乡居民的就诊率不断下降。城乡居民两周就诊率在 1993 年分别为 19.9% 和 16.0%；在 2013 年分别为 13.3% 和 12.8%。年住院率在 1993 年分别为 5.0% 和 3.1%，在 2013 年分别为 9.1% 和 9.0%。导致医疗资源利用效率下降的主要原因是医疗费用的上升，使相当多的经济困难群众放弃了医疗机构提供的医疗卫生服务。

从 1978—2015 年，中国居民的人均卫生费用是一直呈现增长态势的，但卫生费用占 GDP 的比重却呈现出曲折的增长态势。在 1985—1993 年和 2005—2007 年间均有小幅度的下降，这主要是市场机制的导入缺乏有效的引导及监管，导致医疗卫生领域的扭曲服务和低效，极大地增加了医疗卫生费用和城乡居民的医疗负担，出现了日益严重的"看病难、看病贵"问题。（见图 3.1）

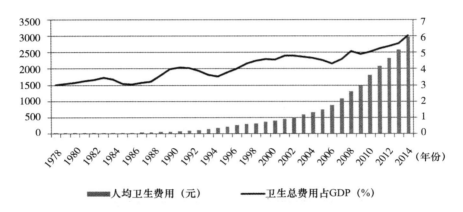

人均卫生费用（元）　　卫生总费用占GDP（%）

图 3.1　1978—2015 年人均卫生费用及卫生总费用占 GDP

数据来源：《中国卫生和计划生育统计年鉴（2016）》。

从表 3.1 中也可以看出，政府卫生支出的比例越来越小，而社会和个人支出所占的比例则逐年递增。在 1995—2005 年间一度超过了社会支出占比成为卫生总费用中占比最高的部分，由于相当数量的城乡居民尤其是农村居民缺乏医疗保障，成为自费医疗群体，迅速高涨的医疗费用已经成为城乡居民的巨大经济负担，这无形中增加了中国居民就医的负担。随着医疗卫生事业的不断发展以及保险制度的完善，个人支出逐步下降。2015 年中国卫生费用筹资总额为 40974.64 亿元，卫生总费用占国内生产总值之比为 6.05%，人均卫生总费为 2980.8 元。其中，政府卫生支出为 12475.28 亿元，社会卫生支出为 16506.71 亿元，个人卫生支出为 11992.65 亿元。卫生费用的构成为 30.45∶40.29∶29.27。

表 3.1 1978—2015 年卫生支出 （单位：亿元）

年份	政府卫生支出	社会卫生支出	个人卫生支出	政府支出占比	社会支出占比	个人支出占比
1978	35. 44	52. 25	22. 52	32. 16%	47. 41%	20. 43%
1980	51. 91	60. 97	30. 36	36. 24%	42. 56%	21. 20%
1985	107. 65	91. 96	79. 39	38. 58%	32. 96%	28. 46%
1990	187. 28	293. 1	267. 01	25. 06%	39. 22%	35. 73%
1995	387. 34	767. 81	999. 98	17. 97%	35. 63%	46. 40%
2000	709. 52	1171. 94	2705. 17	15. 47%	25. 55%	58. 98%
2005	1552. 53	2586. 41	4520. 98	17. 93%	29. 87%	52. 21%
2010	5732. 49	7196. 61	7051. 29	28. 69%	36. 02%	35. 29%
2015	12475. 28	16506. 71	11992. 65	30. 45%	40. 29%	29. 27%

数据来源：《中国卫生和计划生育统计年鉴（2016）》。

20 世纪 90 年代以来，为了改善国民健康状况增进乏力甚至部分地区健康状况恶化，中国政府开始了一系列医疗卫生领域的改革和实验，在城镇主要是改革和完善城镇职工医疗保险制度以及医疗救助制度，在农村主要是开始了恢复农村合作医疗的一些地方性实验。2003 年后，中国政府又开始试点推行新型农村合作医疗制度，并准备 2009 年基本实现制度的全面覆盖，而一直处于医疗保障体系之外的城镇居民也开始被纳入了城镇居民医疗保险制度，城镇没有工作的老人、儿童等都被纳入了城镇居民医疗保险保障范围。这些改革的目标是在制度层面上实现所有国民的全面覆盖，并且，在依赖卫生市场之外，开始关注政府和社会在国民医疗保障体系建设和国民医疗保健服务享有方面的积极作用。

党的十八大后，中共中央秉承"没有全民健康，就没有全面小康"的思想，推行"健康中国战略"，医疗卫生建设事业有了整体性的提升。习近平总书记提出："要重视重大疾病防控，优化防治策略，最大程度减少人群患病。"医疗卫生领域的改革以基层为重点，坚持以预防为主，中西医并重，提倡人民共建共享；着力完善分级诊疗制度、现代医院管理制度、全民医保制度、药品供应保障制度、综合监管制度、基本医疗卫生制度。这些改革措施是医改走向纵深的关键步骤，也是促进医疗卫生领域社会公平的重要步骤。

基本医疗卫生制度的完善，不仅与社会公平紧密相连，也与扶贫工作息息相关，重大疾病是群众返贫的重要原因。近几年来，政府按照"大病集中救治一批、慢病签约服务管理一批、重病兜底保障一批"的思路，实施健康扶贫工程，措施到人，精准到病，分类救治，医疗保障体系逐步完善。医疗卫生投入持续增长，城乡居民大病保险全面推开。

随着卫生事业和医疗保障工作的不断发展，人民健康水平得到了整体性的提高，中国人的人均预期寿命已经由 1951 年的 34.91 岁增长到 2017 年的 76.7 岁。医疗设施和社会保障带来的公平感，大大增加了民众对社会的认同感。

党的十九大提出"健康中国战略"，首先要解决的就是病有所医这块硬骨头。社会主要矛盾的转变，体现在人民生活各个方面，而医疗卫生领域的"不平衡、不充分"问题十分凸显。针对贫困地区、贫困县进行对口支持，免费培养当地的医疗卫生人才，成为解决这一问题的重要举措。让专家团队下沉到基层医院，在为当地群众精心看病的同时，再为基层留下一支"带不走"的医疗队伍，实现从"病有所医"到"病有良医"的转变。

（三）新中国成立以来中国农村医疗卫生事业发展状况

中国农村医疗卫生事业基本上是在中华人民共和国成立之后逐步建立起来的。新中国成立后，中国农村卫生事业的发展大致可分为 1949—1965 年、1965—1979 年、1979 年至今三个阶段。

新中国成立初期，中国政府即致力于农村卫生保健网的建立和完善，到 1965 年就初步形成了以集体经济为依托的农村初

级医疗卫生保健网，县设医院，公社设卫生院，大队（村）设
卫生室。但真正大发展，是在 1965—1979 年，即文化大革命期
间。1965 年 6 月 26 日，毛泽东同志发表了著名的"六·二六"
讲话，"把医疗卫生工作的重点放到农村去"，此后，这个讲话
在"文革"中被当作最高指示全面贯彻，合作医疗在全国农村
普遍开花结果，合作医疗覆盖率超过 90%。当时提出的口号是，
"哪里有人，哪里就有医有药""小病不出村、大病不出乡"。
通过这两个阶段的发展，中国农村医疗卫生事业的各项指标全
面提高，新中国成立初，中国人民的健康指标属于世界上最低
水平的国别组，到 70 年代末，中国已成为拥有最全面医疗保障
体系的国家之一，80%—85% 的人口享有基本医疗保健。

1979 年以后，随着"家庭联产承包责任制"在中国农村全
面铺开，家庭成为农村的基本生产单位，绝大多数行政村变成
"空壳村"，集体经济解体，农村合作医疗失去了依托，曾经轰
轰烈烈的农村合作医疗制度在大多数农村地区迅速崩溃，到
1985 年，农村合作医疗覆盖率陡降至 5%。90 年代初期全国仅
存的合作医疗主要分布在上海和苏南地区，农村医疗保障制度
在 90% 以上的农村地区成为空白。

1997 年 1 月，中共中央、国务院发布《关于卫生改革与发
展的决定》，要求各地"积极稳妥地发展和完善合作医疗制度"，
重建合作医疗制度再度形成"高潮"，但过程虽然热闹结果却并
不理想，到 1997 年底，合作医疗的覆盖率也仅占全国行政村的
17%，农村居民参加合作医疗的比例仅为 9.6%。卫生部 1998
年进行的"第二次国家卫生服务调查"结果也显示，全国农村
居民中得到某种程度医疗保障的人口只有 12.56%，其中合作医
疗的比重仅为 6.5%。[①]

---

① 锬不舍、李广地：《第二次国家卫生服务调查》，《中国卫生经
济》1998 年第 7 期。

进入 21 世纪后，中国农民的生活水平大大提高，但城乡居民收入、卫生资源配置及社会保障水平等方面的差距却在逐步拉大，农民看病难、看病贵、因病致贫返贫现象十分突出。因而，建立新型乡村合作医疗保障制度，成为国家面临的一件大、难、急事。2002 年 10 月，国务院召开了全国农村卫生工作会议，同日，中央下发《中共中央、国务院关于进一步加强农村卫生工作的决定》，拉开了中国新型农村合作医疗制度探索的序幕。经过近四年的探索，新型农村合作医疗试点工作进展顺利，党中央、国务院决定提前在全国全面推进。特别是 2007 年 10 月，党的十七大把"人人享有基本医疗卫生服务"确立为全面建设小康社会的重要目标之一，为中国农村医疗卫生事业的发展指明了方向。到 2012 年末，全国有 2566 个县（市、区）开展了新型农村合作医疗，参合人口达 8.05 亿人，参合率为 98.3%；全国新农合基金支出总额 2408 亿元，补偿支出受益 17.45 亿人次。① 尽管目前新型农村合作医疗制度还有一些问题有待探索，但其在中国经济、社会发展中正发挥着巨大的作用。

党的十八大以来，中国基本医疗保障制度及补充医疗保障体系不断发展和完善，覆盖全民的医疗保障网更细密、更结实，保基本、防大病、兜底线的能力进一步增强。

农村医疗的筹资水平和参合人口的受益程度稳步增长。新农合保障范围有所扩展，部分日间手术项目、符合条件的住院分娩费用以及符合规定的家庭医生签约服务费等纳入新农合报销范围。新农合政策范围内门诊和住院费用报销比例分别稳定在 50% 和 75% 左右，政策报销比和实际报销比之间的差距有所缩小。

① 《2012 年我国卫生和计划生育事业发展统计公报》，中华人民共和国国家卫生和计划生育委员会，2013 年 6 月 19 日。

异地就医联网结报工作加快推进。通过完善政策措施和工作规范、加强管理经办能力建设、引入社会力量打破实施瓶颈、加强督导检查等措施，新农合异地就医联网结报工作全面推进。目前，中国新农合已基本实现省内异地就医直报，省外就医直报试点也在有序开展中。

不同制度的衔接工作不断推进，保障合力得以充分发挥。积极推进医疗救助与基本医疗保险、大病保险及相关保障制度衔接，健全新农合、大病保险、医疗救助、疾病应急救助、商业补充保险等制度的联动报销机制，推进"一站式"结算服务，全国93%的地区实现了医疗救助与医疗保险费用"一站式"结算。

当前，中国已初步建立起针对重特大疾病多层次、多形式的大病保障机制。以大额费用为切入点，积极推进城乡居民大病保险工作。目前，全国31个省（区、市）均已建立城乡居民大病保险制度。2016年，全国超过1000万人次受益，实际报销比例在基本医保报销基础上再提高13个百分点左右，大病患者的医疗费用负担进一步减轻。2017年，新农合规定新增筹资中的一定比例要用于大病保险，同时将贫困人口大病保险起付线降低50%，以促进更多贫困人口从大病保险中受益。

农村医疗服务机构能力提升，农民就医环境和条件明显改善。在中央财政的支持下，96.2%的县落实了基层医疗卫生机构经常性收支差额补助，财政对乡镇卫生院投入的增长速度高于对公立医院和公共卫生机构的年均增长速度。2009年以来，中央财政投入600多亿元支持4万多个基层医疗卫生机构建设和化解历史债务，投入44亿元加强信息化建设，特别是投入21.6亿元为最基层村卫生室配备健康一体机，广大农民的就医环境和就医条件明显改善。①

----

① 《党的十八大以来农村医疗保障体系建设成就综述》，中国农业新闻网—农民日报。

以引导优质资源下沉为重点提升县级医院能力。继续组织开展"万名医师支援农村卫生工程"、国家巡回医疗队等工作，提升县医院医疗服务和管理能力；深入开展医疗人才"组团式"援藏援疆工作；累计派出 493 名医疗队员，实施"组团式"援藏"1774"工程，进入南疆四地州、塔城、吐鲁番探索科室包干帮扶。

全面实施健康扶贫工程，绝不让"病根"变"穷根"。不让"病根"变"穷根"是健康扶贫的基本要义。2016 年 6 月，国家卫生计生委会同国务院扶贫办等 14 个中央部门制定印发《关于实施健康扶贫工程的指导意见》，全面动员部署健康扶贫工作，扎实推进各项工作，取得良好成效。贫困人口医疗保障水平显著提高。城乡居民基本医保（新农合）、大病保险对贫困人口实现全覆盖，重特大疾病医疗救助逐步覆盖贫困人口。提高新农合政策范围内住院费用报销比例 5 个百分点以上，降低大病保险报销起付线。全国已有 74% 的贫困县实行贫困人口县域内住院先诊疗后付费和"一站式"信息交换和即时结算，有效减轻贫困人口看病就医经济负担。

二　城乡健康公平指标体系构建与评价方法的确定

（一）指标体系的构建

测量健康不平等的方法有极差法、洛伦兹曲线与基尼系数、差异指数、集中指数等，然而囿于数据的可得性，同时为了建立综合性的指标体系，刘晓婷、黄洪选取江浙地区为研究对象，以质化研究与量化研究相结合的方式，分析了医疗保障制度改革对老年人群体健康公平的影响。基于结构方程的非递归路径模型分析显示，职工医保和城居医保制度提高了老年参保者的医疗服务利用水平，从而增进了健康公平，但新农合的参保老人与未参保老人在医疗服务利用和健康结果方面均呈现显著差

异，原因是其保障待遇过低和制度设计缺陷。① 周靖基于 CGSS
微观数据集，运用分解方法进行健康不平等的影响因素分解。
针对城乡的研究结果表明：中国城镇与农村居民的健康集中度
分别为 -0.125 和 -0.122，存在较为严重的偏富人的健康不平
等。② 官海静、刘国恩利用标准化集中指数、扩展集中指数和健
康绩效指数分析 2007—2011 年中国城镇居民的健康水平、公平
健康绩效的现状和趋势。结果显示：中国城镇居民的慢性病和
自评健康状况逐年好转，伤残状况变化不明显；不同收入的城
镇居民之间存在健康不公平，慢性病和伤残趋向于穷人、自评
健康倾向趋于富人。③ 李文中运用了基尼系数、集中系数、
Kakwani 指数和直接对比等方法对中国原有健康保障制度和现行
健康保障制度在省份之间、城乡之间卫生服务提供水平、卫生服
务利用水平、健康保障健康投入、健康状况公平等进行了测度。
计量的结果是改革开放前中国健康保障制度的公平性不断改善；
改革开放之后，尤其是 1998 年社会医疗保险制度改革之后，健
康保障制度的公平性和技术效率都呈现下降趋势，直到政府先
后大规模建立起新型农村合作医疗和城镇居民医疗保险制度，
健康保障制度的公平性和技术效率才明显改善。④ 吴成丕利用威
海 1999—2001 年基本医疗保险计划参保人数据，通过计算基尼
系数、集中系数、Atkinson 度量等对医疗服务利用的不平等和筹
资不平等进行了总体描述，回顾分析了影响卫生服务利用的因

① 刘晓婷、黄洪：《医疗保障制度改革与老年群体的健康公平——基于浙江的研究》，《社会学研究》2015 年第 30 卷第 4 期。

② 周靖：《中国居民与收入相关的健康不平等及其分解——基于CGSS2008 数据的实证研究》，《贵州财经大学学报》2013 年第 3 期。

③ 官海静、刘国恩：《中国四地城乡居民生命质量的比较分析》，《中国卫生经济》2015 年第 34 卷第 2 期。

④ 李文中：《我国健康保障制度的公平与效率研究》，博士学位论文，首都经济贸易大学，2011 年。

素，对筹资制度对分配造成的影响进行了分析，发现威海模式改善了收入对卫生服务利用的不平等，医疗筹资系统的再分配效应加大了收入不平等。[1]

本节在参考杨红燕研究和以往研究的基础上，从健康状况公平、健康服务公平和健康投入三个维度建立指标，考虑到指标的科学性和可得性，选取五个方向指标。[2]

九个具体指标来构建健康公平体系，如表3.2所示。

表3.2　　　　　　　　　　健康公平综合评价体系

一级指标	二级指标	三级指标	指标属性	权重
健康状况	健康水平	城乡60岁以上老人健康率之比	逆	0.12262259
		农村孕产妇死亡率（1/10万）	逆	0.08090314
健康服务	卫生人员	城乡千人职业（助理）医师比	逆	0.11814888
		城乡千人注册护士比	逆	0.10581917
	卫生设施	乡镇卫生院与省医疗卫生机构千人床位比	正	0.1538898
	居住卫生	城乡自来水普及率之比	逆	0.09494022
		城乡卫生厕所普及率之比	逆	0.1192947
健康投入	资金水平	城乡基本医疗人均筹资比	逆	0.06536999
		城乡人均医疗保健支出比	逆	0.1390115

健康状况是指一个人在身体、精神和社会等方面都处于良好的状态。健康包括两个方面内容：一是主要脏器无疾病，身体形态发育良好，体形均匀，人体各系统具有良好的生理功能，有较强的身体活动能力和劳动能力，这是对健康最基本的要求；

---

① 吴成丕：《中国医疗保险制度改革中的公平性研究——以威海为例》，《经济研究》2003年第6期。

② 杨红燕：《我国城乡居民健康公平性研究》，《财经科学》2007年第3期。

二是对疾病的抵抗能力较强，能够适应环境变化，各种生理刺激以及致病因素对身体的作用，本书采用 60 岁以上老人健康率之比和农村孕产妇死亡率（1/10 万）两个指标来衡量。近年来中国老龄化程度逐步加深，可以通过 60 岁以上老人的健康率来反映一个地区健康绩效。农村孕产妇死亡率，孕产妇的健康涉及妊娠、分娩以及分娩后保养复杂的过程，同时与新生儿的健康息息相关，与 60 岁以上老年人健康比率分别从不同年龄段反映该地区的健康水平。

纵观中国医疗服务体系中突出的问题就是居民"看病难、看病贵"，出现这个问题的根源就是中国在不同的区域存在医疗卫生资源配置不公平的现象并被国内多项实证研究证实。其主要表现为医疗卫生资源往往向购买力高、人口密度大的大城市聚集，也将服务集中于那些价格高的药品或盈利水平高的治疗上。健康服务包括卫生人员、卫生设施和居住卫生。卫生人员包括医师和护士，医护人员数量和质量的提高有利于疾病的诊断和治疗，与健康服务水平正相关。自来水可以通过对重金属和杂质的过滤从口源上预防疾病的发生，卫生厕所普及，村改厕工作成绩显著。一是有效控制了疾病的发生和流行，各地对粪便实施无害化处理，实现了从源头上预防控制疾病的发生流行。二是明显提升了农民文明卫生素质，通过推进农村"厕所革命"，群众改变了不良卫生习惯，农村居民健康知识知晓率和个人卫生行为形成率明显提高。三是有力促进了农村生态环境改善，改厕后大大降低了蚊蝇密度，农村居住环境更加整洁卫生。农村改厕与沼气池建设、改厨、改圈相结合，有效降低了对土壤和水源的污染。由于节约了肥料、燃料等费用支出，改厕也取得很好的经济效益。

医疗卫生投入的筹资方式主要有税收筹资、社会保险、商业保险和个人自费四种。卫生服务筹资中的公平性是指社会成员按照支付能力来支付社会卫生服务费用，卫生服务筹资中的公平性分为横向公平性与纵向公平性两种，其中横向公平性是指具有同等支付能力的人应当对卫生服务提供同等的支付。纵向公平性是指对卫生服务的支付应当与支付能力正相关，具有累进性，即支付能力高的人应当多支付。WHO 认为卫生服务筹资的公平性主要表现在两个方面：一是健康与非健康人群之间的风险分担，只有这样，患病的人群才有可能避免疾病和经济困难的双重打击，比如实行强制性的社会医疗保险等措施就可以实现这种风险分担；二是不同经济状况人群之间的风险分担，即每个人对卫生服务的贡献不一定完全相同，贡献的大小应当与经济水平成正比，经济条件越好的人对卫生服务的贡献应该越大，避免因病致贫和因病返贫是卫生服务健康投入性的本质，这也是对卫生健康投入性内涵的拓宽。对卫生健康投入性的评价，绝大多数研究都采用所调查人群医疗费用占人群纯收入的比例进行评价。健康投入包括城乡基本医疗人均筹资比和人均医疗保健支出。就参加新农合而言，很多人都是在外打工或做生意，很多都无城镇医保，只有合作医疗，城乡基本医疗人均筹资比采用城镇职工基本医疗人均筹资和新农合人均筹资之比来表示，医疗保健支出包括健康养老、健康品产业、健康管理服务、医疗产业、医药产业等，居民用于医疗保健的药品和服务的费用，在一定程度上反映了对健康消费的支付能力与支付意愿。

（二）评价方法的确定

为了消除量纲的差别对结果造成的影响，使用极差法对数据进行标准化处理，对于正向指标：$Y_i = \dfrac{X_i - X_{min}^i}{X_{max}^i - X_{min}^i} \times 100$

对于逆向指标：$Y_i = \dfrac{X_{max}^i - X_i}{X_{max}^i - X_{min}^i} \times 100$ ，X_i、X_{min}^i、X_{max}^i 分别表示第 i 个指标的数值及其最小值和最大值，标准化的数据为 0 到

1 之间的无量纲数据。

1. 层次分析法

层次分析法（Analytic Hierarchy Process，简称 AHP）是将与决策有关的元素分解成目标、准则、方案等层次，在此基础之上进行定性和定量分析的决策方法。该方法是美国运筹学家匹兹堡大学教授萨蒂于 20 世纪 70 年代初，在为美国国防部研究"根据各个工业部门对国家福利的贡献大小而进行电力分配"课题时，应用网络系统理论和多目标综合评价方法，提出的一种层次权重决策分析方法。层次分析法把研究对象作为一个系统，按照分解、比较判断、综合的思维方式进行决策，成为继机制分析、统计分析之后发展起来的系统分析的重要工具。系统的思想在于不割断各个因素对结果的影响，而且在每个层次中的每个因素对结果的影响程度都是量化的，非常清晰、明确。这种方法既不单纯追求高深数学，又不片面地注重行为、逻辑、推理，而是把定性方法与定量方法有机地结合起来，使复杂的系统分解，能将人们的思维过程数学化、系统化，便于人们接受，且能把多目标、多准则又难以全部量化处理的决策问题化为多层次单目标问题。

但是，层次分析法的作用是从备选方案中选择较优者。这个作用正好说明了层次分析法只能从原有方案中进行选取，而不能为决策者提供解决问题的新方案。同时，层次分析法是一种带有模拟人脑的决策方式的方法，因此必然带有较多的定性色彩容易受到主观因素的干扰，当指标过多统计量大时，各指标的权重难以确定。

2. 主成分分析法

主成分分析也称主分量分析，旨在利用降维的思想，把多指标转化为少数几个综合指标（即主成分），其中每个主成分都能够反映原始变量的大部分信息，且所含信息互不重复。这种方法在引进多方面变量的同时将复杂因素归结为几个主成分，使问题简单化，同时得到的结果更加科学有效。在实际问题研究中，为了全面、系统地分析问题，我们必须考虑众多影响因素。这些涉及的因素一般称为指标，在多元统计分析中也称为变量。因为每个变量都在不同程度上反映了所研究问题的某些信息，并且指标之间彼此有一定的相关性，因而所得的统计数据反映的信息在一定程度上有重叠。主要方法有特征值分解，SVD，NMF 等。由于该方法在对原指标变量进行变换后形成了彼此相互独立的主成分，因此可以消除指标之间的相互影响并且减少了指标选择的工作量。但主成分的解释含义带有模糊性不像原始变量的含义那么清楚、明确。这也是变量降维过程中不得不付出的代价。

3. 熵权法

熵权法是一种客观赋权方法。在信息论中，熵是系统无序程度的度量。通过对熵的计算确定权重，就是根据各项评价指标值的差异程度，确定各评价指标的权重。即当评价对象在某项指标的值相差较大时，熵值较小，说明该指标提供的有效信息量较大，该指标的权重也应较大；反之，若某项指标的值相差较小，熵值较大，说明该指标提供的信息量较小，该指标的权重也应较小。当评价对象在某项指标上的值完全相同时，熵值达到最大，这意味着该指标并未提供任何有用的信息，可以考虑从评价指标体系中去除。熵权法作为一种客观综合评价方法，它主要是根据各指标传递给决策者的信息量大小来确定其权重。从信息角度考虑，它代表该评价指标在该问题中提供有效信息量的多寡程度，并不能完全代表决策评估问题中评价指标实际意义上的重要性。

由于 AHP 方法容易受主观因素的干扰，本书参考郭显光（1998）、王富喜等（2013）等的研究，采用基于数值本身和变异性大小确定权重的熵权法。按照信息论基本原理的解释，信息是系统有序程度的一个度量，熵是系统无序程度的一个度量；

如果指标的信息熵越小，该指标提供的信息量越大，在综合评价中所起作用理当越大，权重就应该越高。

具体赋权步骤如下：

（1）$y_{ij} = x'_{ij} / \sum_{i=1}^{m} x'_{ij}$，计算第 i 年第 j 项指标值的比重；

（2）$e_j = -K \sum_{i=1}^{m} y_{ij} \ln y_{ij}$，$K = \dfrac{1}{\ln m}$，$K > 0$，计算各指标的信息熵；

（3）$w_j = d_j / \sum_{i=1}^{n} d_j$，$d_j = 1 - e_j$，$d_j$ 为信息效用价值，计算各指标的权重；

（4）$Z = \sum w_j x'_{ij}$，通过线性加权综合评价的方法计算综合指标。Z 值越大，表明健康公平程度越高；Z 值越低，表明健康公平程度越低。

数据主要来自《中国卫生和计划生育统计年鉴》、《中国统计年鉴》、第六次人口普查资料以及 2005 年、2015 年全国 1% 人口抽样调查资料，缺失数据采用线性插值法进行填补。考虑到数据的可得性，本书对去除西藏的全国 30 个省和直辖市 2007—2015 年的数据进行分析。

三　中国健康公平的测度及区域差异分析

（一）测度方法的选择

离散系数是衡量资料中各观测值离散程度的一个统计量。当进行两个或多个资料离散程度的比较时，如果度量单位与平均数相同，可以直接利用标准差来比较。如果单位和（或）平均数不同时，比较其离散程度 $V_s = \dfrac{\sigma}{\overline{X}}$ 就不能采用标准差，而需采用标准差与平均数的比值（相对值）来比较：

V_s 表示总体离散系数和样本离散系数。

在概率论和统计学中，离散系数（coefficient of variation），是概率分布离散程度的一个归一化量度，其定义为标准差与平均值之比：

$$C_v = \frac{\sigma}{\mu}$$

离散系数（coefficient of variation）只在平均值不为零时有定义，而且一般适用于平均值大于零的情况。变异系数也被称为标准离差率或单位风险。

离散系数通常可以进行多个总体的对比，通过离散系数大小的比较可以说明不同总体平均指标（一般来说是平均数）的代表性或稳定性大小。一般来说，离散系数越小，说明平均指标的代表性越好；离散系数越大，平均指标的代表性越差。

标准差（Standard Deviation），中文环境中又常称均方差，是离均差平方的算术平均数的平方根，用 σ 表示。标准差是方差的算术平方根。标准差能反映一个数据集的离散程度。平均数相同的两组数据，标准差未必相同。标准差（Standard Deviation），在概率统计中最常使用作为统计分布程度（statistical dispersion）上的测量。标准差定义是总体各单位标准值与其平均数离差平方的算术平均数的平方根。它反映组内个体间的离散程度。测量到分布程度的结果，原则上具有两种性质：

为非负数值，与测量资料具有相同单位。一个总量的标准差或一个随机变量的标准差，及一个子集合样品数的标准差之间，有所差别。标准计算公式：

$$\sigma = \sqrt{\frac{1}{N}\sum_{i=1}^{N}(x_i-\mu)^2}$$

假设有一组数值 X_1，X_2，X_3，…，X_n（皆为实数），其平均值（算术平均值）为 μ，公式如上所示。

简单来说，标准差是一组数据平均值分散程度的一种度量。

一个较大的标准差，代表大部分数值和其平均值之间差异较大；一个较小的标准差，代表这些数值较接近平均值。

（二）区域健康公平状况分析

由图 3.2 可以看出，西部与中部和东部之间的健康公平程度逐渐缩小，[①] 2007—2011 年，西部与中东部差距不断缩小可能的原因是转移支付抑制了中东部卫生医疗服务的发展。[②] 整体水平而言，东部、中部和西部依次递减，2012 年医疗卫生支出占地方财政支出的比重达 6.69%，[③] 由于西部地区经济发展水平落后，地方财政收入相对较低，导致健康卫生支出相对薄弱。在图 3.3 中国民健康公平程度的相对差异（离散系数）和绝对差异（标准差）不断降低，离散系数由 2007 年的 0.175 降低到 2015 年的 0.124，标准差由 2007 年的 0.103 降低到 2015 年的 0.086。相对差异的变动幅度要大于绝对差异的波动幅度，说明健康公平程度较高的省份（上海、江苏、山东）增长幅度小于健康公平程度较低的省份（云南、贵州、青海）。

在表 3.3 中，健康公平程度较高的地方主要集中在东部沿海地区，健康公平程度较低的地区主要集中在西部的内陆地区，如青海、贵州、云南。山东、江苏和浙江地区的公平程度比较高，主要是因为这些地区经济发达，较高的财政收入使得交通基础设施完善，城乡之间的交通通达性较好，增加了医疗服务的实际利用水平；同时随着收入水平的提高，农民对健康

---

① 东部包括北京、天津、河北、山东、辽宁、浙江、江苏、福建、上海、广东、海南，中部包括黑龙江、吉林、河南、山西、安徽、湖北、湖南、江西，西部包括陕西、内蒙古、甘肃、宁夏、重庆、四川、贵州、云南、青海、新疆和广西。

② 田侃、亓寿伟：《转移支付、财政分权对公共服务供给的影响——基于公共服务分布和区域差异的视角》，《财贸经济》2013 年第 4 期。

③ 数据来自 2013 年《中国统计年鉴》。

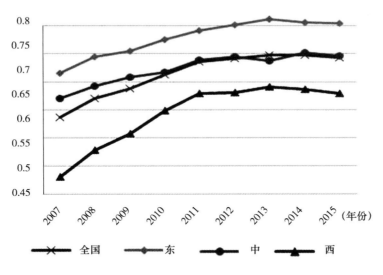

图 3.2　中国健康公平差异的变化过程

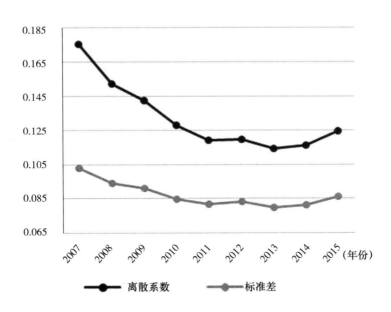

图 3.3　2007—2015 年各地区健康公平的变动情况

程度的重视程度有所增强，积极参加血压、农村妇女"两癌"、义诊等各种检查。值得注意的是，河北、河南、安徽GDP 排名靠前的省份，可能是由于人口众多，同时农村地区封建观念严重，计划生育执行力度不够，城乡健康公平排名比较靠后。在健康服务中，由于广东的排名为第 22 与其 GDP 排名第一的事实好像冲突，但广东作为中国的第一人口流动大省，中央财政补贴少，人均健康服务水平比较低，同时广东东部和西部山区一些县市受经济条件、医疗水平、地理环境、传统文化、健康知识普及程度等因素影响，粤东粤西和山区一些县（市、区）未建立产前筛查与诊断协作网络、新生儿疾病筛查网络，全省还有部分地区未建立产前诊断机构。一些出生缺陷重度先天性心脏病发生率仍然较高，预防、干预出生缺陷防治能力亟待加强。

表 3.3　　　　　　　　　各地区健康公平状况的现状

地区	健康公平	健康状况	健康服务	筹资
上海	0.8401	0.1880	0.4387	0.2135
江苏	0.7987	0.1743	0.4211	0.2033
山东	0.7814	0.1634	0.4177	0.2004
天津	0.7659	0.1822	0.3749	0.2088
北京	0.7468	0.1474	0.3917	0.2077
浙江	0.7408	0.1594	0.3758	0.2056
吉林	0.7172	0.1517	0.3874	0.1781
湖北	0.7169	0.1349	0.4052	0.1768
江西	0.6957	0.1381	0.3865	0.1711
福建	0.6952	0.1375	0.3623	0.1955
黑龙江	0.6898	0.1651	0.3585	0.1662
重庆	0.6838	0.1168	0.4014	0.1656
辽宁	0.6788	0.1669	0.3516	0.1603
广东	0.6746	0.1389	0.3380	0.1978
广西	0.6600	0.1207	0.3819	0.1574

地区	健康公平	健康状况	健康服务	筹资
湖南	0.6520	0.1255	0.3639	0.1625
海南	0.6506	0.1228	0.3560	0.1717
四川	0.6485	0.0992	0.4084	0.1409
新疆	0.6482	0.1422	0.3435	0.1626
河南	0.6475	0.1534	0.3314	0.1628
河北	0.6453	0.1573	0.3246	0.1634
安徽	0.6450	0.1454	0.3687	0.1308
山西	0.6207	0.1315	0.3344	0.1548
陕西	0.6026	0.1433	0.3589	0.1004
甘肃	0.5977	0.1080	0.3354	0.1543
内蒙古	0.5789	0.1304	0.3521	0.0964
宁夏	0.5762	0.1325	0.2976	0.1460
云南	0.5575	0.1127	0.2931	0.1517
贵州	0.4832	0.1018	0.2684	0.1130
青海	0.4709	0.0744	0.2373	0.1591

中国整体健康公平程度还不高，除上海、江苏、山东、天津的综合指数超过 0.75 以外，其余都在 0.75 以下。需要加强医疗卫生事业的投入力度，在政府投入为主体的前提下，积极探索投入方式多元化，行政机制与市场机制相结合的创新性投入方式。引导社会资本在医疗资源配置相对薄弱的区域和儿科、产科、精神卫生、老年护理等专科领域发展。此外，中国健康公平的东、中、西之间的区域差异明显较大，上海地区的健康公平指数为 0.74，大约是青海地区健康公平指数 0.47 的 1.6 倍，加大对中西部地区健康卫生事业的专项转移支付，减轻当地政府的财政支出压力，同时通过有效的监督评价体系对其进行监督，保证转移支付的效率，从而提高农村医护设施、技术水平、生活条件以及人均筹资标准。

　　通过健康公平的五分位数可以发现，北京、天津、山东、江苏、浙江的健康公平程度最高，辽宁、吉林、黑龙江、湖北、江西、重庆的健康公平程度较高，青海和贵州的健康公平程度最低。其中，中部的江西和湖北成为中国城乡健康公平较高的地区之一，可能是因为医疗改革效果比较明显。2012年，湖北启动取消药品加成和提高诊疗的县级公立医院改革，并在2015年实现县级公立医院综改全覆盖。参加改革的医院中所有药品，除了中药饮片，都将实行零差率销售，即医院药品进货价格等于对病人收费价格，除此以外，大型检查项目价格也下降10%—15%，同时，上调体现医务人员技术劳务价值的诊疗费、护理费、手术费，引导医院提高医技、提升服务。"取消药品加成"所带来的变化是：门诊普诊患者就医费用下降，住院病人费用略降；而门诊重症患者，如高血压、恶性肿瘤等患者就医费用明显下降；心脏介入等技术含量高、服务要求高的手术费略有上升。

　　自2009年医改以来，江西在编制内外同工薪酬、"医生动而病人不动"分级诊疗、支付方式等方面积累了丰富的"江西经验"。江西省按照"政府主导、分级负担"的卫生投入要求建立了两项基层医疗机构经费补偿机制。一是建立了基层医疗卫生机构多渠道经费补偿机制。二是建立了乡村医生公共卫生服务省级财政补贴机制。为加快推进基本医疗保障制度建设，江西省健全城乡医保"三张网"提高医保基金使用率。群众的医药费用负担得到减轻。为了让更多群众尽早享受医改成果减轻医药费用负担，不断提高基本医疗保障的水平，2009年新农合人均筹资标准达到100元/年，其中政府补助人均80元/年；城镇居民医保人均筹资标准达到190元/年，其中政府补助人均100元/年。城镇职工、城镇居民和新农合的住院报销比例分别比上年提高了5%，最高支付限额分别达到或超过城镇职工在岗平均工资、城镇居民可支配收入和农民人均纯收入的6倍以上。

四　中国健康公平影响因素的空间计量分析

(一) 空间相关性检验

地理学第一定律指出，任何事物都是与其他事物相关的，只不过相近的事物关联更紧密。空间计量经济学作为一门学科的诞生，是以 1979 年 Paelinck 和 Klaassen 的《空间计量经济学》出版为标志的，迄今已经 39 年。Paelinck 认为，空间计量经济学是计量经济学的一个全新的研究领域，"我们应该发展一个系统的计量经济学的分支，为区域和城市计量模型提供方法基础"。空间计量经济学研究领域涉及五个方面：空间相互依存的设定、空间关系的非对称性、空间解释变量的重要性、过去的和将来的相互作用之间的区别以及空间模拟。这些领域强调计量经济学中空间变量表述的重要性，例如距离衰减函数、空间的组织形式。

Anselin 将空间计量经济学定义为："在区域科学模型的统计分析中，研究由空间引起的各种特性的一系列方法。"[1] Anselin 所阐述的区域科学模型，是指模型中综合了区域、位置及与空间相关的影响，并且模型的估计及确定也是具有地理参考意义的数据，这些数据可能来自空间上的点，也可能来自某些区域，前者对应于经纬坐标，后者对应于区域之间的相对位置。在模型研究中，应当注意由于空间依存而产生的空间滞后与时间序列的空间滞后的本质区别。

与传统的计量经济学相比，空间计量经济学的定义更狭义。在空间计量经济学当中把空间效应分为空间依赖性与空间异质性。空间依赖性是指主体行为间的空间交互作用而产生的一种

---

① Anselin L. , *Spatial Econometrics*：*Methods and Models*，Springer Netherlands，1988.

截面依赖性，这意味着不同区位随机变量之间的相关性或者协方差结构主要来自空间组织形式，这些空间组织形式是由地理空间中主体之间空间相对位置（距离、空间排序）决定的。空间异质性是指空间结构的非均衡性，表现为主体行为之间存在明显的空间结构性差异。根据空间异质性表现形式的不同，空间异质性分为空间结构非均衡性和空间异方差。空间结构非均衡性通常需要设置空间变异系数或空间结构；空间异方差则通常需要对误差项进行异方差处理。空间异质性的处理方法可分为离散型异质性和连续型异质性。离散型异质性通过在模型中设置地区虚拟变量来表现空间异质性；连续型异质性通过设定参数随空间位移变动的函数形式来处理空间异质性。

作为关系人民工作生活的健康服务，会受到相邻地区的影响，即存在空间集聚或依赖的特征。为了检验健康公平的空间关联性，我们首先进行 Moran I 指数分析。Moran's I ＞0 表示空间正相关性，其值越大，空间相关性越明显，Moran's I ＜0 表示空间负相关性，其值越小，空间差异越大，否则，Moran's I ＝0，空间呈随机性。

$$\text{Moran I} = \frac{\sum\limits_{i=1}^{n} \sum\limits_{j=1}^{n} W_{ij}(Y_i - \overline{Y})(Y_j - \overline{Y})}{S^2 \sum\limits_{i=1}^{N} \sum\limits_{j=1}^{N} W_{ij}} \tag{3.1}$$

其中，$S^2 = \frac{1}{N}\sum\limits_{i=1}^{n}(Y_i - \overline{Y})$，$\overline{Y} = \frac{1}{N}\sum\limits_{i=1}^{n}Y_i$，W 为空间权重矩阵，本书使用邻接距离矩阵，当 $i \neq j$ 时，$w_{ij} = 1$；当 $i = j$ 时，$w_{ij} = 0$。对矩阵进行标准化处理，使得每一行的元素之和为1。图3.4和图3.5的大部分省份都在第一、第三象限，图3.5与图3.4相比，第一、第三象限的省份数目相对增多，说明中国健康公平的空间关联性不断增强。图3.4中第一象限的高值区为江苏、浙江、上海、福建、江西、北京、广东、天津、山东（高，高），表明这些健康公平程度较高的区域被周边健康公平程度较

高的区域所包围，并对相邻地区产生影响。位于第三象限的是
四川、陕西、宁夏、甘肃、云南、新疆、贵州、青海、内蒙古、
重庆、山西、辽宁（低，低）。位于第二象限的有安徽和河北

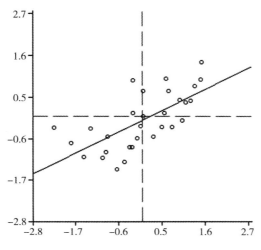

图 3.4　2007 年 moran 散点图

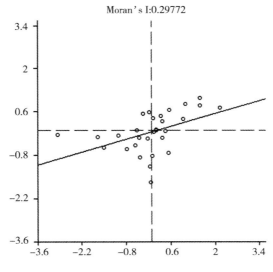

图 3.5　2015 年 moran 散点图

（低，高）和位于第四象限的有黑龙江、吉林、湖南、湖北（高，低）。综上所述，Moran I 散点图表明中国省份之间存在显著的空间关联性，可以通过空间计量模型进行分析。

（二）空间计量模型的构建及变量选取

空间计量经济学模型考虑了空间单位之间的依赖性，因而是传统计量经济学模型的修正。本书根据 Talen 和 Anselin[1]，建立空间误差模型（SEM）（6）和空间自相关模型（SAR）（7），建立以下空间计量模型：

空间滞后模型（SLM）也叫空间自回归模型，适用于研究各变量在某一地区是否存在扩散现象，即本地区解释变量决定于其临近地区的观测值及观察到的一组局域特征。当研究问题的焦点是对空间交互作用的存在和交互作用强度进行估计的时候，空间滞后模型是合适的。空间滞后模型主要用于一个地区的各变量对周围地区是否存在溢出效应，数学表达式为：

$$y_{it} = X_{it}\beta + \mu_{it} , \mu_{it} = \lambda W\mu_{it} + \nu_{it} \tag{3.2}$$

其中 y 表示因变量，X 表示 $i \times t$ 阶的自变量矩阵，W 表示空间权重矩阵，λ 度量的是空间滞后 $W\mu$ 对 y 的影响，称为空间自回归系数，ν 为随机误差项。

空间误差模型（SEM）是误差项具有相关性的回归特例，其中协方差矩阵的非对角线元素表示空间相关的结构，它适用于研究对象之间的相互作用因所处的位置不同而存在差异。空间误差模型的经济意义是：某一个截面个体发生的冲击会传递到相邻个体，而且这一传递形式具有很长的时间延续性并且是

----

① Talen E., Anselin L., "Assessing Spatial Equity: An Evaluation of Measures of Accessibility to Public Playgrounds", *Environment & Planning A*, Vol. 30, No. 4, 1998, pp. 595–613.

衰减的，它度量了临近地区关于因变量的误差冲击而对本区域观测值的影响程度。空间误差模型主要用于地区间的相互作用通过误差项的关联来实现，数学表达式为：

$$y_{it} = \rho W y_{it} + X_{it}\beta + \mu_{it} \tag{3.3}$$

ρ 为空间自相关系数，y_{it} 为 i 省份在 t 年的健康公平程度的对数，X_{it} 为一组解释变量，包括经济发展水平、医疗卫生支出占财政支出的比重、对外开放水平、城乡收入差距、金融发展水平以及新农合人均筹资水平，W 为空间权重矩阵，β 为解释变量系数，μ 为独立同分布的空间误差项。论文中使用 matlab2017a 进行极大似然估计。解释变量如下所示：

经济发展水平（GDP），GDP（国内生产总值）：是指一个国家（或地区）所有常住单位在一定时期内生产的全部最终产品和服务价值的总和，常被认为是衡量国家（或地区）经济状况的指标。经济发展水平一方面反映了地方政府的财力，经济发展水平较高的政府提供医疗卫生服务能力较强；另一方面，经济发展水平较高的省份居民有更多的可支配收入，可以通过健康意识的提升，促进饮食和生活方式的改变。

医疗卫生支出占财政支出的比重（HCARE），一般认为政府对于医疗卫生事业的投入可以改善社会医疗环境和医疗卫生，设计更好的卫生服务体系，使人们能够享受到价廉、物美的医疗服务，从而实现提高居民健康水平的目标。政府卫生支出对于改善人群健康水平起到了积极的作用。王俊以人口死亡率为健康指标，利用1997—2003年省级面板数据评估了中国各地政府卫生支出的健康产出。结果表明，中国卫生财政支出是降低死亡率的重要变量。[①] 曹燕采用人均期望寿命和传染病发病率为健康衡量指标发现，增大医疗卫生领域的财政投入规模，可以

---

① 王俊：《中国政府卫生支出规模研究——三个误区及经验证据》，《管理世界》2007 年第 2 期。

提高人口的整体健康福利水平。[①] 孙菊认为与私人卫生支出相比，政府的卫生支出对居民健康具有更显著的影响,[②] 提高医疗卫生支出占比可以引进新技术、新设备，进行更多的人员的培训，增强治病的能力和效率。考虑到医疗卫生支出与财政支出占比与健康公平之间可能存在非线性关系，故本书还将加入其平方项。

对外开放水平（FDI），FDI 是现代的资本国际化的主要形式之一，按照国际货币基金组织（IMF）的定义 FDI 是指一国的投资者将资本用于他国的生产或经营，并掌握一定经营控制权的投资行为。也可以说是一国（地区）的居民实体（对外直接投资者或母公司）在其本国（地区）以外的另一国的企业（外国直接投资企业、分支企业或国外分支机构）中建立长期关系，享有持久利益并对之进行控制的投资，这种投资既涉及两个实体之间最初的交易，也涉及二者之间以及不论是联合的还是非联合的国外分支机构之间的所有后续交易。FDI 的流入可以提高居民服务业、卫生与社会福利业以及文娱业的公共设施服务水平，为居民提供丰富多彩的生活。此外，FDI 对医药行业的渗透可以增强国内医药的研发能力对内资企业造成竞争压力，从而产生正的溢出效应。

城乡收入差距（GAP），城乡间存在收入差距是经济发展的必然产物，当差距在合理范围内时，是有积极意义的。但是一旦收入差距过大，便会对一个国家的经济发展和社会稳定造成伤害。目前收入差距对健康的影响的结论在学术界仍未达成共识。一些学者认为收入差距对居民健康存在负面影响；另一部

---

① 曹燕：《城镇职工基本医疗保险个人账户套现的经济福利损失》，《中国卫生经济》2010 年第 29 卷第 3 期。

② 孙菊：《中国卫生财政支出的健康绩效及其地区差异——基于省级面板数据的实证分析》，《武汉大学学报》（哲学社会科学版）2011 年第 64 卷第 6 期。

分学者认为收入差距对于居民健康存在正向影响。此外还有学者研究发现，社区层面的基尼系数与居民自评健康存在着倒 U 型关系。周焕等利用2002—2014 年中国 31 个省区市的面板数据考察城乡收入差距，对居民健康水平的影响，发现城乡收入差距与居民健康水平存在负相关关系。[1] 苏群等采用 1993—2011 年 CHNS 微观追踪调查数据，得出：收入差距对居民健康有重要的影响，之间呈现倒 U 型关系。[2] 收入差距是健康不平等的主要贡献因素之一，收入差距会恶化居民健康不平等程度。在中国城镇和农村都广泛存在着亲富人的健康不平等并且有不断深化的趋势。马潇萌运用含有非量化交互效应的面板 SVAR 系统，测度了以收入为主的各经济因素之于城乡居民健康不平等的累积效应及动态趋势。结果显示：收入差距、资本差距和产业差距等经济因素的扩大不利于城乡居民健康状况的平等，其中收入差距对健康不平等的累积效应最大，健康不平等对收入差距也有正的反馈效应。[3] 封进和余央央研究发现对居民收入差距扩大会使低收入人群减少对自身的医疗卫生投资，低收入产生的挫败感容易引发吸烟、酗酒的恶习导致健康水平恶化。[4] 相反，Benzeval 和 Judge 研究得出如果收入差距带来的税收增加造成了政府的卫生支出，则有利于健康水平的提高。[5]

金融发展水平（FINACE），农村金融具有良好的减贫效

---

① 周焕、贺俊、刘亮亮：《财政分权视角下的公共卫生支出问题研究》，《中国卫生经济》2016 年第 35 卷第 6 期。

② 苏群、彭斌霞、陈杰：《我国失能老人长期照料现状及影响因素——基于城乡差异的视角》，《人口与经济》2015 年第 4 期。

③ 马潇萌：《中国城乡差距对城乡居民健康不平等的影响》，《城市问题》2016 年第 11 期。

④ 封进、余央央：《中国农村的收入差距与健康》，《经济研究》2007 年第 1 期。

⑤ Benzeval M., Judge K., "Income and Health: The Time Dimension", *Social Science & Medicine*, Vol. 52, No. 9, 2001, pp. 1371 – 1390.

应，在金融发展水平较高的地区，农民一方面可以通过贷款直接用于疾病的诊疗，另一方面，农户可以利用获得的资金进行投资生产，增加农民收入和优化消费模式等间接提高农民健康水平。

新农合人均筹资水平（NRCMS），"新农合"制度的政策目标是解决农民"看病贵"和"看病难"问题，提高农民医疗卫生服务可及性，促进农民医疗服务利用效率，并改善医疗服务利用不平等现状，最终提高农民的健康水平。李湘君等认为新农合可以促进农民到新农合医疗机构就诊的机会，增加对医疗服务的利用程度。① 程令国等利用中国老年健康影响因素跟踪调查2005 年和 2008 年数据对比研究分析认为，"新农合"提高了参合者的健康水平，促进了参合者的医疗服务利用率，降低了支付比例。② 任苒等通过 3 个试点县 879 户农户的入户调查，研究认为"新农合"实施后，医疗服务的不平等程度有所缓解，但"新农合"改善医疗负担的不平等的作用是有限的。③ 封进等利用 CHNS2004 年和 2006 年数据研究了"新农合"对于改善医疗服务不公平的影响，发现一些地区"新农合"存在亲富人的现象，虽然这种作用有所减弱。"新农合"对改善医疗服务利用不平等有所贡献，尤其是对女性效果更为明显。④

① 李湘君、王中华、林振平：《新型农村合作医疗对农民就医行为及健康的影响——基于不同收入层次的分析》，《世界经济文汇》2012 年第 3 期。

② 程令国、张晔：《"新农合"：经济绩效还是健康绩效?》，《经济研究》2012 年第 47 卷第 1 期。

③ 任苒、金凤：《新型农村合作医疗实施后卫生服务可及性和医疗负担的公平性研究》，《中国卫生经济》2007 年第 1 期。

④ 封进、刘芳：《新农合对改善医疗服务利用不平等的影响——基于 2004 年和 2006 年的调查数据》，《中国卫生政策研究》2012 年第 5 卷第 3 期。

（三）空间计量模型结果分析

表3.4中时间和空间的LR检验在1%的水平上通过了显著性检验，表明存在时间和空间固定效应。同时，空间滞后模型的LM值和稳健LM值分别为10.4462和1.8629，均大于空间误差模型的LM值8.7904和稳健LM值0.649，说明空间滞后模型要优于空间误差模型。WALD、LR模型的检验各在10%的水平上接受了空间杜宾模型转化为空间误差模型和空间滞后模型的假设，因此双固定效应下的空间滞后模型是最优的。

表3.4 　　　　　　　　　空间计量模型的相关性检验

联合显著性检验	类别	LR统计量	自由度	P值
	空间效应	409.4008	30	0.000
	时间效应	32.4817	9	0.0002
LM检验	LM-lag	Robust LM-lag	LM-error	Robust LM-error
统计量	10.4462	1.8629	8.7904	0.2070
P值	0.001	0.172	0.003	0.649
模型转化检验	Wald-spatial-lag	LR-spatial-lag	Wald-spatial-error	LR-spatial-error
统计量	8.2296	9.3242	8.7040	9.8248
P值	0.3128	0.2302	0.2746	0.1987

如表3.5所示，OLS模型的拟合优度仅为0.6545，明显小于空间滞后模型的0.9331，意味着空间计量模型更加适合本书的研究。经济发展水平对城乡健康公平的影响不显著，可能是因为医疗卫生支出占GDP的比例偏低，同时经济的增长并没有实现藏富于民，人民收入增长对城乡健康公平的促进作用可能是一个比较缓慢的过程。

财政支出中医疗卫生支出占比与城乡健康公平存在倒U型关系，一方面在城市医疗卫生资源相对饱和的情况下，增加医疗支出有利于向农村地区的倾斜，实现农村卫生设施以及人员的平衡；然而医疗卫生支出过度可能会对科学、教育造成挤出效应，影响经济增长进而对医疗支出产生负面效果，所以二者之间存在非线性关系。城乡收入差距的扩大抑制城乡健康公平程度的提高，城乡收入差距每提高1%，健康公平程度降低0.147%，虽然富裕群体可以提高先进医疗技术的需求进而引起技术设备正外溢，但收入差距引起饮食结构、运动方式、健康理念、支付能力的差别恶化了城乡健康公平。金融发展水平对城乡健康公平有促进作用但影响不显著，可能是因为中国农村金融市场效率比较低，由于门槛的限制，农民受到的金融服务程度有限，对健康公平的影响不显著。新农合筹资水平每提高1%，城乡健康公平提高0.0866%，表明筹资水平的提高可以增加农民住院看病的比例，减少大病因病返贫和因病致贫的概率。

表3.5　　　　　　　　　　　　计量模型的估计结果汇总

解释变量	OLS		SLM		SEM	
	系数	t 值	系数	t 值	系数	t 值
lnGDP	0.0767***	3.5510	0.1105	1.6075	0.1196*	1.6978
lnHCARE	−1.2761**	−2.1039	−1.0659***	−2.6302	−1.1165***	−2.7131
(lnHCARE)^2	−0.2451**	−2.2372	−0.1791**	−2.4441	−0.1905**	−2.5575
lnFDI	0.0127	1.6144	0.0325***	3.9248	0.0336***	4.0639
lnGAP	−0.3909***	−8.0077	−0.1470**	−2.0399	−0.1606**	−2.2735
lnFINANCE	−0.0191	−0.3908	0.0633	1.5253	0.0601	1.4568
lnNRCMS	0.0263**	2.4405	0.0866**	2.4869	0.0858**	2.5164
ρ / λ	—	—	0.3000***	4.2474	0.3275***	4.5844
R^2	0.6545	—	0.9331	—	0.9287	—

注：***、**、*分别表示在1%、5%和10%的水平上显著。

第四章　政府卫生投入规模对城乡
健康公平影响的研究

一　政府卫生投入规模对城乡健康
公平影响的理论基础

（一）政府财政支出理论

从卫生经济学理论来看，政府介入卫生领域的主要原因有：一是卫生领域部分服务具有公共物品或准公共物品性质，需要政府保障其有效提供；二是由于卫生领域的提供者和接受者享受的信息极其不对称，需要政府介入弥补信息不对称造成的缺陷；三是保障所有国民，特别是贫困者能够获得基本的卫生服务，保证国民整体健康水平均衡发展。

1. 卫生领域部分服务的公共物品或准公共物品性质

财政学理论认为，财政进行资源配置的领域仅限于市场失灵的领域，而公共物品是市场失灵的重要表现，由此，公共物品需要政府财政提供。按现代财政学理论，依照社会产品的消费特征，市场上可供选择的产品和服务可分为纯私人产品、不计入价格的公共物品、拥挤的公共物品和纯公共物品。纯私人产品具有排他性和竞争性，而纯公共物品具有非排他性和非竞争性。那些不能排除未购买者享受其收益并且由大量的消费者分享其收益的产品被称为公共物品。在市场上那些愿意支付此价格的人可以随心所欲地购买私人产品来实现自身的排他性使用，而公共物品不是通过市场决定其产量的。对于卫生服务属性的讨论就是建立在公共物品理论基础上的。一旦纯公共物品被某个成员或为了某个成员而生产出来，既定数量的纯公共物品就由该集团的所有人消费。纯公共物品导致了所有人普遍享有外部收益。在大部分情况下，政府供给公共物品意味着这些产品是所有人都可以得到的，而不是用于在市场上出售的。生产公共物品的成本由税收提供。公共物品的最优数量也不能通过市场需求曲线决定。因为，单个消费者通常并不很清楚自己对公共物品的需求价格，更不用说去准确地陈述他对公共物品的需求与价格的关系。另外，即使单个消费者了解自己对公共物品的偏好程度，他们也不会如实地说出来。为了少支付价格或不支付价格，消费者会低报或隐瞒自己对公共物品的偏好。他们在享用公共物品时都想当"免费搭车者"，不支付成本就得到利益。这样市场本身提供的公共物品数量通常将低于最优数量，甚至是零。

卫生服务（包含医疗服务在内）和一般的产品或服务相比，存在着供需双方信息的严重不对称性。信息不对称在任何市场中都存在，但与一般产品市场相比，卫生服务市场的信息不对称更为严重。这主要是因为服务的提供者和消费者对于卫生服务的内容、效果、价格等信息的了解程度有很大的差别。卫生服务的需求方（如患者）具有无知性和被动性，即缺乏对卫生服务质量和数量进行事先判断的知识和能力，需方无法判断卫生服务供方（如医生）提供的卫生服务质与量是否符合自己病情的准确信息。同时，需方是否接受服务是不能讨价还价的，其偏好及选择与在市场上选购商品和服务不一样，对卫生服务的选择完全出于一种被动状态。相对而言，供方对治疗的信息远远超过需方对疾病的了解，当提供服务的多少关系到服务提供者的收入时，其向需方提供的信息就可能出现偏差，出现所谓"诱导需求"问题，即引导需方对卫生服务的过度消费。然而，由于疾病的发生和卫生服务的结果有很大的不确定性，因此，判断"诱导需求"是否产生了过度消费很难有一个客观依据，这种不确定性使得诱导消费能够获得很充足的理由。另外，在卫生服务市场上，服务提供者实际上具有双重身份，他既是服务的提供者，又是需方的代理人，即存在着委托—代理关系。在信息不对称情况下，由于双方对疗效的判断和预期不一致，而供方掌握有超过需方的信息，对需方有较强的控制力，如果提供的卫生服务和供方利益相关，就难免出现开大处方、做不必要的检查等问题。所以，卫生服务市场上的消费者往往缺乏自主选择的机会，这就是人们通常所强调的卫生服务市场失灵的重要表现。因此，卫生服务中的安全饮用水、传染病的防治等服务由于属于公共物品范畴，通常都由政府提供。在卫生服务中，公共卫生项目具有公共物品的属性，若在纯市场的环境中则会导致公共卫生服务的严重短缺，需要政府进行提供；基本医疗服务虽然不具有明显的非竞争性和非排他性，但是有很强的正外部效应，属于混合物品的范畴，具有准公共物品的性质，若在纯市场环境中则会导致需求不足或公共不均衡的问题，需要政府介入，对基本医疗服务的提供进行调整。

2. 弥补信息不对称导致的市场失灵

在完全竞争市场，无论买方还是卖方，都存在大量的竞争者，而且厂商都生产一种同质产品。但在卫生服务市场中，服务提供者（如医院）及他们提供的服务并不是同质的，即使是在同一专业领域内也存在很大差异。与此同时，需方（如病人）在身体状况、疾病严重程度等方面也有很大不同。因此，卫生服务很难满足"商品同质性"的要求，卫生服务产品的同质性差，增加了需方对"质优价廉"服务的选择成本，限制了需方的选择范围。具体表现在需方在寻找其他的服务提供者来代替现有的提供者时，由于选择的高成本，需方通常不愿意去寻找新的提供者。这样一来，就降低了卫生机构的竞争压力，弱化了卫生机构之间的竞争，形成了卫生服务市场垄断竞争的格局。可见，卫生服务市场不是一种完全竞争的市场，而且由于"无知性"和搜寻的高成本，与一般垄断市场相比，市场失灵现象相对更为明显。

卫生领域的信息不对称主要包括卫生服务市场的信息不对称和医疗保险市场的信息不对称。卫生服务市场的信息不对称主要是指医生与病人之间的信息不对称。卫生领域是典型的信息不对称领域，其中医生具有很强的专业知识，而病人的信息量却基本为零，因此，在特定的激励机制和医生的利益追求的影响下，医生很可能会利用手中的信息优势对病人的消费进行诱导，因此，需要政府的管控与治理，来保障消费者利益不受侵害，也缓解因为信息不对称可能导致的医疗市场失灵。医疗保险市场的信息不对称是指国民在参加医疗保险的时候不清楚自己适合的医疗保险种类，并且担心保险公司出于利益的考虑会对自己隐瞒部分有用的信息，因此在投保过程中会遇到选择性的问题，进而威胁其可持续性。这就需要政府介入，对国民医疗保险中最基本的部分进行强制性保险和政府承担相应保费，保证国民均可以享受基本的医疗保险服务，可以使国民卫生需求量接近于最佳需求量。

3. 保障公民的基本健康权利

政府介入卫生领域的另一个重要原因是保障公民（特别是贫困公民）的基本健康权利，即保证公民享受基本卫生服务的公平性。由于卫生领域的正外部效应及信息不对称等特性的存在，导致了市场主导下的卫生服务的消费会集中到为数不多的富人中，而贫困人口对卫生消费则会因其高昂的费用望而却步。如此，贫困人口享受基本卫生服务的权利无法得到保障，贫困人口健康状况更让人担忧。在这种情况下，需要政府介入，通过补贴等各种方式保障贫困人口对卫生服务的消费，保证贫困人口的健康状况与人力素质，而这也是维护社会稳定、推动国家发展的重要途径。此外，随着现代经济学的发展，出现了一些新的政府干预的理由，主要有两种新的观点，第一种观点认为政府的一个重要责任就是通过宏观经济政策来稳定经济。货币政策、财政政策和赤字政策的变化对卫生服务市场的影响非常重要，同时税收和利率的变化则会影响私人卫生支出水平；第二种观点认为政府干预能促进个人对"有益物品"的消费，例如关于安全带、酒精、烟草的使用和其他个人（或公众）健康公共政策的制定和实施，在某种程度上就反映了"有益物品"的思想。

（二）人力资本理论

从 20 世纪五六十年代以来，国外人力资源和人力资本理论的研究逐渐升温，有关人力资本的论文和专著的数量呈指数增长。随着这一领域研究的深入，作为一个新兴的经济学分支科学正在迅速发展起来的卫生经济学，就是以人力资本理论为基础的，把国家的医疗卫生费用和个人为健康保健而支付的费用看作是对人的投资，这样投资的结果将以人力资本形态存在下来，并可以给个人和社会带来相应的经济收益。在市场经济条件下，人们会对投资收益率的差异做出合理反应，从而正确地选择自己的经济行为，结果会使社会经济迅速增长，提高国民收入。这样，重视和加强人力资本投资，提高人口质量，就成为经济发展的关键。因此，在社会活动中，医疗保健和教育等对于提高人口素质的活动，就变得格外重要。人力资本是对人进行投资而形成的资本存量，它通过凝聚在劳动者身上具有经济价值的知识、技术、能力和健康素质表现出来。人力资本主要包含智力和体力两个方面的因素，即教育人力资本和健康人力资本。相应地，对人力资本的投资也就包括教育投资和健康投资。教育投资是指对接受初等、中等、高等教育以及在职培训进行投资，以提高未来的知识、技术水平、工作能力、劳动熟练程度和劳动生产率；健康投资是指通过对营养、健身、卫生、医疗等各项服务进行投资，以恢复、维持、改善和提高人的体力和精力，保持健康水平。健康是一种非常重要的人力资本，它是其他形式的人力资本得以存在的前提和基础。

首先，健康是个人生产劳动的基础，只有拥有健康，才能为个人和家庭提供经济基础，保障家庭生活的正常。其次，要想经济持续稳定地增长，必须要有健康的劳动力。如果劳动者中存在大量的不健康群体，势必会造成生产力的下降。而且还会增加社会对医疗费用的负担。健康的形成除受先天性的影响之外，后天的投资也是必不可少的，所以财政支出应优先保障对人力资源的投资。公共卫生支出的作用就在于它对健康的形成有促进作用，没有一个国家的居民在环境污染严重、传染病流行的情况下能够拥有健康，所以人力资本理论构成了政府卫生支出的一个重要理论。

（三）政府职能理论

政府经济学认为，政府作为一种拥有合法权利的最高社会治理机制和组织机构，其基本职能就是提供公共产品，如维护国家安全，保护人权、产权，维护社会秩序，保障社会公平，以及提供私人市场不能有效提供的其他公共服务和产品等。健康权是公民的基本人权，健康公平是基本的公共产品，因此，维护健康公平是政府的基本职责。

公平作为一种社会机制和社会状况，涉及社会上多数人的相互关系，需要对自发形成的社会差异进行强有力的有效调节，必须有效发挥政府作用。人类社会和自然界一样，其基本的运行和存在状态是差异性。不过，自然界的差异会在自发演进中达到一定的均衡状态，而人类，因为人特有的贪欲和智商，以及阶层的分化和固化，这种自然的差异会被不断扩大，由于长期累积因果效应的作用，必然会导致社会的分裂、倾斜和对抗，严重阻碍社会的有序运行和持续发展。因此，为了保障社会的有序运行和进化发展，需要强有力机制来缩小差距，促进全体人民在基本人权和重要社会利益方面的公平。健康公平是社会公平的重要组成部分，离开了政府强有力的作为，社会健康公平永远不可能自发衍生或实现。推进健康公平，首先需要政府提供相应的制度安排，如医疗保障制度等，保障全体国民拥有基本的健康保障，在基本的健康需求方面实现人人平等；其次是需要政府的投入，来为全体国民提供必要的医疗卫生设施和卫生资源，保障所有居民拥有获得健康服务的基本条件，并给予社会弱势群体或人员的重大健康问题予以特别补助和关怀；再次，政府必须通过相应的激励机制，来引导和促进社会医疗资源服务和提升全民的健康水平，促进健康公平的实现。

政府对健康公平的基本作用方式，是公共卫生投入。有效的投入是改善卫生水平，推进健康公平的根本条件。推进健康公平不仅仅是一个理念问题，更需要的是一个现实资源和条件，没有大量的投入，一切都无从谈起。首先是推进健康公平，大量的公共的医疗卫生基础设施需要政府资本投入。这种公共医疗卫生设施，属于公共产品，不可能依靠市场来解决，主要只能依靠公共财政投入来解决。为了满足需要，当然需要吸引民间的投入，但民间对医疗卫生设施的投入，主要是追求市场效率的，追求盈利，而不是公平。即使在一定条件下可以利用这些民间投入来服务于健康公平，也需要大量公共卫生投入来带领、引导。其次，推进健康公平需要健全全覆盖的均衡的医疗保障体系，这个保障体系的投入，除了个人承担一部分外，大部分要靠公共投入来支撑。再次，推进健康公平需要对低收入人群的医疗健康需求进行必要的补贴、补助，这些投入也需要政府来提供。

二　政府卫生投入规模对城乡健康公平影响的实证研究

（一）模型设定与变量选取

1. 模型设定

由于地理位置的接近而导致的空间相关性是空间相关性最初始的定义，与地理学第一定律吻合。[①] 一个地区的政府卫生投入状况不仅会影响到本地区的健康公平，也会通过其他间接渠道对周边地区有一定影响，因此可以采用空间计量模型来考察政府卫生投入对城乡健康公平的影响。借鉴 Le Sage J. 和 Pace R. K. 等的分析框架，设定如下三个模型：

模型 1：

$$Health_{it} = \rho W * Health_{it} + \alpha * scale_{it} + \sum \beta X_{it} + a_i + \gamma_t + u_{it}$$

$$(4.1)$$

模型 2：

$$Health_{it} = \alpha * scale_{it} + \sum \beta X_{it} + a_i + \gamma_t + \nu_{it}$$

$$\nu_{it} = \lambda W * \nu_{it} + u_{it}$$

$$(4.2)$$

模型 3：

$$Health_{it} = \rho W * Health_{it} + \alpha * scale_{it} + \sum \beta X_{it} + \theta W(scale_{it} + \sum \beta X_{it}) + a_i + \gamma_t + u_{it}$$

$$(4.3)$$

其中，模型 1—3 分别为空间滞后、空间误差和空间杜宾模型，$Health_{it}$ 和 $scale_{it}$ 分别为第 i 个省份第 t 年的泰尔指数、交通发展系数，X_{it} 为控制变量集，ρ 和 θ 分别为空间被解释变量滞后回归系数、空间解释变量滞后回归系数，W 为 $n \times n$ 阶空间权

---

① 地理学第一定律：所有事物都与其他事物相关联，距离越近则关联越大。

重矩阵，λ 为空间误差项回归系数，γ_t 表示时间固定效应，a_i 表示地区固定效应。

2. 指标体系与数据来源

本书以 2007—2015 年中国 30 个省区市作为研究样本（除去西藏），选取主要指标如下：

城乡健康公平（health）。由前文计算已知，城乡健康公平指标是由线性加权综合评价的方法获得，本部分在考察综合指标的基础上，再分别计算政府卫生投入规模对城乡健康状况（health1）、健康服务（health2）、健康投入公平（health3）的影响，以更好地考察其影响并提出相应对策建议。

政府卫生投入规模（scale）。政府卫生投入规模是决定卫生服务的提供能否满足国民需求的重要因素，因此，政府卫生投入的规模与国民健康公平和国家人力资本的优劣存在紧密的关联。合理的政府卫生投入规模，不仅包含政府卫生支出总量的变化和相对趋势，还需要综合考虑导致政府卫生投入规模发生变化的各类经济、人口、卫生、社会因素等，方能以此为依据安排适宜的政府卫生投入规模。由于常见的政府医疗卫生投入数据存在大量缺失，又为了更全面地衡量中国政府卫生投入规模状况，本部分以政府医疗卫生支出与年末总人口之比来替代政府卫生支出占比，从而更具体地考察政府卫生投入规模带来的影响。

其余控制变量：（1）经济发展水平（pgdp）：用人均 GDP 表示。（2）固定资产投资（inv）：用全社会固定资产投资总额占 GDP 比重表示。（3）公共卫生：用市容环卫专用车辆设备总数（sv）和每万人拥有公厕数（pt）表示。（4）受教育水平（edu）：教育和健康作为人力资本的最重要部分，其互补关系引起了经济学家的高度关注，研究表明，教育显著提高了中国老年人的健康水平和存活率，尽管来自不同收入层次家庭的子女可能初始能力没有太大差距，但是后期的教育选择却可以使其人力资本以及与之匹配的健康水平产生巨大差距。计算方式为：受教育水平＝（小学文化程度人口数＊6＋初中＊9＋高中＊12＋大专及以上＊16）/六岁以上抽样总人口。（5）贸易开放度（open）：由进出口总额占 GDP 比重表示。本章相关数据均来自 EPS 全球统计数据/分析平台、《中国统计年鉴》《中国城市统计年鉴》《中国县域统计年鉴》《中国农村统计年鉴》及《中国人口统计年鉴》和各省份历年统计年鉴等，相关变量的描述性统计如表4.1所示。

表4.1 　　　　　　　　　　　**变量的描述性统计**

变量	含义	样本量	均值	方差	最小值	最大值
health	健康公平	270	0.664	0.0943	0.354	0.903
health1	健康状况	270	0.627	0.170	0	1
health2	健康服务	270	0.618	0.163	0	1
health3	健康投入	270	0.795	0.183	0	1
scale	卫生投入规模	270	529.3	301.1	93.15	1707
pgdp	经济发展水平	270	10.42	0.548	8.841	11.59
inv	固定资产投资	270	0.694	0.209	0.253	1.328
sv	环卫车辆数	270	7.884	0.831	5.472	9.566
pt	每万人公厕数	270	3.009	1.120	1.361	7.812
edu	受教育水平	270	8.749	0.904	6.785	12.03
open	贸易开放度	270	0.319	0.379	0.0362	1.630

在空间计量模型中，权重矩阵是外生的，表示地区之间的联系强度，参照王守坤的做法，本书构建反距离空间权重矩阵和地理邻接型权重矩阵并进行单位化处理。反距离空间权重矩阵 $W1$：

$$\bar{W}_{ij}^1 = \begin{cases} 1/d_{ij} & i \neq j \\ 0 & i = j \end{cases} \tag{4.4}$$

其中，d_{ij} 是根据经纬度计算的两地之间的距离，$i \neq j$ 时，权重为距离的倒数，$i = j$ 时，权重为 0。

（二）实证过程及其结果分析

1. 空间计量模型的检验和选择

考虑到本书研究对象为中国 30 个省区市 2007—2015 年的省际面板数据，而面板数据一般可以估计固定效应和随机效应，根据 Hausman 检验的结果，应选择固定效应模型。固定效应又分为空间固定效应、时间固定效应和空间时间双固定效应，运用联合显著性检验发现存在时间固定效应。关于是否可以将空间杜宾模型简化为空间误差模型或是空间滞后模型，根据表 4.2 的结果，LM 检验和稳健 LM 检验结果表明无法拒绝不存在空间误差效应的原假设，为了确保模型的稳健性，我们同时还做了 LR 检验和 Wald 检验，结果是 P 值等于 0，说明不能

表 4.2　　　　　　　　　　空间计量模型的检验

从具体到一般	W1nofe	W1sfe	W1tfe	W1stfe
LM-lag	108.6575***	110.7439***	10.7177***	10.0281***
R-LM-lag	2.2437	2.3095	0.2823	0.4988
LM-err	361.9549***	393.8101***	12.6283***	11.3040***
R-LM-err	255.5411***	285.3757***	2.1929	1.7747
从一般到具体	χ^2	P 值	χ^2	P 值
LR test for SAR	37.7552	0.000	29.2858	0.000
Wald test for SAR	40.6165	0.000	30.3987	0.000
LR test for SEM	34.7120	0.000	31.8764	0.000
Wald test for SEM	37.6503	0.000	34.5439	0.000
联合显著性检验	LR 统计量	自由度	P 值	
空间效应	43.3221	30	0.0549	
时间效应	137.4663***	9	0.000	

将空间杜宾模型简化，又由于空间滞后模型（SAR）和空间误差模型（SEM）都是空间杜宾模型（SDM）的特殊形式，因此，我们选择空间杜宾模型。

2. 政府卫生投入规模对城乡健康公平的实证分析

（1）政府卫生投入规模对城乡总体健康公平的影响分析

为了检验政府卫生投入规模对城乡健康公平的影响，本书利用空间杜宾模型进行实证回归，基准回归结果如表4.3所示，其中，第1—4列分别表示无固定效应模型、空间固定效应模型、时间固定效应模型、空间时间双固定效应模型，通过这四种模型的回归结果比较可以得知，首先，空间滞后参数在四个模型中均在1%的显著性水平下通过了检验，且符号为正，表明邻近地区的城乡健康公平程度与本地区正相关，即周边省份城乡健康公平的改善也会有利于本地区城乡健康差距的减少，这一结果符合理论预期。

政府卫生投入规模的符号显著为负，可知政府卫生投入规模的扩张会不利于城乡健康公平的推进，拉大城乡健康差距。正如前文所述，政府卫生投入规模可能会不利于城乡健康公平的发展，政府考虑到自己的业绩和便捷性，一般会考虑将卫生设施和其他投入等大规模放置在城市地区，从而加大了城乡健康差距，农村地区的基础医疗设施和服务久无问津，显著扩大了城乡健康差距，同时，政府卫生投入规模扩张带来的极化效应要大于扩散效应，总的来说拉大了城乡健康差距。改革开放以来，随着中国政府对医疗卫生的重视，为了能够拥有更好、更有效率和更具生产力的人力资源，国家对卫生服务进行补贴，即政府全部或部分地负担了卫生服务的投入成本，城市医疗水平快速上升，但是广大农村地区的医疗设施和人员服务并未到位，还有待进一步加强管理，需要通过政府统一协调，促进城乡健康公平的实现。

其他解释变量方面，经济发展水平与城乡健康公平显著正相关，表明在经济稳步发展的过程中，中国城乡健康公平也在逐步改善，经济的发展为城市地区和农村地区医疗卫生提供了更多支持。固定资产投资在无固定效应和空间固定效应下，对城乡健康公平的影响并不显著，在时间固定效应和双固定效应中，分别以10%和5%的显著性水平显著为正，说明在考虑后两种效应时，固定资产投资能有效促进城乡健康公平，此时的固定资产投资一般为医院、卫生所、保健院等医疗卫生设施投资，通过在城市和农村地区进行有规模的建设医疗卫生机构，城乡健康水平显著提升也就不足为奇了。市容环卫专用车辆设备总数与城乡健康公平显著正相关，说明随着环卫车辆规模的增长，城乡街道的卫生清理情况得到解决，部分城郊和农村地区环境脏乱差、垃圾遍地的情况得到有效改善，这在根源上有效防止了污染源的传播，有利于城乡健康公平的改善。每万人公厕数对城乡健康公平的影响显著为负，说明每万人公厕数越多，城市与农村地区健康越不公平，这是因为公厕一般都建立在人员较多的城市地区，尤其是商业区等繁华地段，而农村地区由于地广人稀，建设公厕的人均使用率较低，政府对农村地区的公厕投入相对较少，因此公厕数越多，城乡健康越不公平。受教育水平与城乡健康公平显著正相关，人均受教育水平越高，城乡之间健康公平程度越高，显然，一个人接受到的教育对于本人及其所处环境的影响比较大，正的效应回馈较高，不管是在个人卫生方面或者作为医护人员接受到的教育都对健康大有裨益，这对城乡整体健康公平的影响是积极的。此外，贸易开放度越高，城乡健康公平程度越低，这可能是因为，贸易开放一般发生在沿海港口或其他经济发展条件较好的地区，随着贸易往来增加，这些地区的经济发展水平逐步提升，对于医疗卫生的投资力度自然加大，而这一举措无疑会拉大城乡健康水平的差距。

表4.3　　　　　政府卫生投入规模对城乡总体健康公平的影响

	无固定效应	空间固定效应	时间固定效应	双固定效应
scale	− 0.057334 ***	− 0.064187 ***	− 0.051830 ***	− 0.058973 ***
	(− 3.679196)	(− 3.815338)	(− 3.223659)	(− 3.755246)
pgdp	80.652244 ***	85.990149 ***	75.291244 ***	78.252254 ***
	(6.898789)	(6.965281)	(6.215657)	(6.753436)
inv	26.965938	33.058803	39.430065 *	50.914018 **
	(1.234751)	(1.459968)	(1.793913)	(2.436344)
sv	25.566956 ***	22.808734 ***	20.153309 ***	16.639585 ***
	(4.774176)	(4.185322)	(3.245400)	(2.870121)
pt	− 16.98464 ***	− 15.74245 ***	− 14.08068 ***	− 11.884317 ***
	(− 5.471781)	(− 4.855989)	(− 4.270189)	(− 3.752407)
edu	44.914090 ***	47.048778 ***	49.653487 ***	55.039186 ***
	(7.277066)	(7.384431)	(7.160345)	(8.386025)
open	− 53.23536 ***	− 46.55931 ***	− 49.85152 ***	− 40.110096 ***
	(− 3.541500)	(− 3.022373)	(− 3.039404)	(− 2.587635)
W ∗ X	YES	YES	YES	YES
ρ	0.726992 ***	0.731999 ***	0.504991 ***	0.460988 ***
	(12.221957)	(12.382600)	(4.870056)	(4.171093)
log − likelihood	− 1363.5686	− 1344.7898	− 1353.8512	− 1329.1417
N	270	270	270	270

注：***、**、* 分别表示在1%、5%、10%的显著性水平上显著。限于篇幅，R^2 的估计结果未汇报。括号内为 t 值。

（2）政府卫生投入规模对城乡健康状况公平的影响分析

由前文测算可知，城乡健康状况从二级指标来看，表示的是健康水平，从三级指标来看，健康状况是由城乡60岁以上老人健康率之比和每10万人中农村孕产妇死亡率来综合衡量的。

因此，从城乡健康状况的角度出发，由以下回归结果可知，首先，空间滞后参数同样显著为正，表明邻近地区城乡健康状况的公平程度与本地区正相关，邻近地区城乡健康状况越好，本地区健康状况同样会越好，这是一种积极的扩散效应。

同样的，政府卫生投入规模的回归系数显著为负，政府卫生投入规模越大，城乡健康状况越不公平，前文已述，由于地方政府追求业绩或仅仅考虑人均使用率，在经济较发达的城市地区投入更多医疗卫生资源都是首选，这也就使得政府卫生投入规模越大，城乡60岁以上老人健康率之比越小，即农村60岁以上老人健康率越低，每10万人中农村孕产妇死亡率越小，这是由于现代孕产知识和医疗技术的提高带来的。其他控制变量的回归系数大小和符号与前文基本一致，在此不再赘述。（见表4.4）

表4.4　　　　　政府卫生投入规模对城乡健康状况公平的影响

	无固定效应	空间固定效应	时间固定效应	双固定效应
scale	-0.352527^{***}	-0.364362^{***}	-0.311239^{***}	-0.328100^{***}
	(-10.287412)	(-9.847015)	(-8.957165)	(-9.569158)
pgdp	50.907001^{**}	32.731680	38.504583	25.177121
	(1.981837)	(1.206464)	(1.469828)	(0.994737)
inv	-133.4741^{***}	-122.50005^{**}	-104.00159^{**}	-92.912589^{**}
	(-2.781539)	(-2.462052)	(-2.188263)	(-2.035261)
sv	29.497513^{**}	34.787978^{***}	10.133952	16.453725
	(2.508082)	(2.905328)	(0.754555)	(1.298651)
pt	-27.74656^{***}	-31.27559^{***}	-22.26805^{***}	-26.28204^{***}
	(-4.061717)	(-4.382706)	(-3.122767)	(-3.798021)
edu	76.740328^{***}	84.331518^{***}	67.727590^{***}	70.640117^{***}
	(5.675929)	(6.040821)	(4.515641)	(4.925266)
open	-83.845003^{**}	-93.35116^{***}	-48.080959	-62.670213^{*}

续表

	无固定效应	空间固定效应	时间固定效应	双固定效应
	（-2.536335）	（-2.756375）	（-1.355415）	（-1.850183）
W * X	YES	YES	YES	YES
ρ	0.834961 ***	0.831957 ***	0.701951 ***	0.656978 ***
	（22.056724）	（21.826814）	（10.573769）	（8.732422）
log - likelihood	-1580.318	-1561.2321	-1566.0293	-1543.6451
N	270	270	270	270

注：***、**、*分别表示在1%、5%、10%的显著性水平上显著。限于篇幅，R^2 的估计结果未汇报。括号内为 t 值。

（3）政府卫生投入规模对城乡健康服务公平的影响分析

城乡健康服务是由卫生人员（城乡千人职业医师比、城乡千人注册护士比）、卫生设施（乡镇卫生院与省医疗卫生机构千人床位比）、居住卫生（城乡自来水普及率之比、城乡卫生厕所普及率之比）综合衡量的，从回归结果来看，空间自回归系数在1%的显著性水平上显著为正，表明各省份之间的城乡健康服务总体上呈现出正相关，邻近省份城乡健康服务的提高会导致本省城乡健康服务程度的上升，这一结果与现实情况相符。

政府卫生投入规模对城乡健康服务的影响在1%的显著性水平上显著为负，说明政府卫生投入规模的扩大会降低城乡健康服务公平，造成这种现象的原因可能是：政府卫生投入规模扩大，城市地区执业医师队伍扩张，省医疗卫生机构千人床位比相对扩张，城市自来水普及率相对农村较高，等等一系列投入资源会相对向城市地区倾斜，这也自然而然造成了城乡健康服务的不平衡发展。（见表4.5）

表4.5　　　　　政府卫生投入规模对城乡健康服务公平的影响

	无固定效应	空间固定效应	时间固定效应	双固定效应
scale	− 0. 182382 ***	− 0. 178806 ***	− 0. 171882 ***	− 0. 167976 ***
	(− 4. 223116)	(− 3. 794682)	(− 3. 808384)	(− 3. 724305)
pgdp	65. 251138 **	58. 594461 *	60. 465389 *	53. 110065
	(2. 014406)	(1. 694810)	(1. 776894)	(1. 594687)
inv	− 79. 507436	− 80. 336762	− 70. 735322	− 63. 381122
	(− 1. 314402)	(− 1. 267364)	(− 1. 145910)	(− 1. 055391)
sv	− 0. 072322	− 3. 278595	0. 650053	− 4. 083928
	(− 0. 004878)	(− 0. 214940)	(0. 037266)	(− 0. 245024)
pt	− 17. 066252 **	− 7. 703236	− 19. 261343 **	− 8. 988776
	(− 1. 983800)	(− 0. 848393)	(− 2. 079702)	(− 0. 987453)
edu	125. 25036 ***	131. 3420 ***	115. 26063 ***	122. 46429 ***
	(7. 345853)	(7. 382903)	(5. 917305)	(6. 492383)
open	− 140. 7177 ***	− 145. 4603 ***	− 150. 0871 ***	− 161. 0149 ***
	(− 3. 377532)	(− 3. 371449)	(− 3. 257799)	(− 3. 613707)
W ∗ X	YES	YES	YES	YES
ρ	0. 674969 ***	0. 690990 ***	0. 453987 ***	0. 479998 ***
	(9. 352881)	(10. 015969)	(3. 911954)	(4. 321305)
log − likelihood	− 1637. 5514	− 1621. 8381	− 1631. 9712	− 1614. 2993
N	270	270	270	270

注:***、**、*分别表示在1%、5%、10%的显著性水平上显著。限于篇幅,R^2的估计结果未汇报。括号内为t值。

（4）政府卫生投入规模对城乡健康投入公平的影响分析

城乡健康投入是由城乡基本医疗人均筹资比、城乡人均医疗保健支出比综合衡量得出,从回归结果来看,同样的,空间自回归系数以1%的显著性水平显著为正,邻近地区城乡健康投入程度越高,本地区的健康投入也相应提升。但是,在只考虑空间固定和空间时间双固定效应下,政府卫生投入规模对城乡健康投入的影响在 10% 的显著性水平上显著为负，表明政府卫生投入规模越大，城乡筹资越不公平，而在无固定效应和时间固定效应下，投入规模对城乡健康投入的影响回归系数虽然为负，但是不再显著。

此外，从控制变量来看，经济发展水平和市容环卫专用车辆数对城乡健康投入的影响显著为正，表明经济发展水平上升、环卫车辆数增加对于城乡基本医疗保健的均衡发展有利。而每万人拥有公厕数和受教育水平的回归系数却显著为负，表明每万人拥有公厕数越多，城乡筹资越不公平，人均受教育水平越高，城乡筹资越不平等，这可能是因为随着受教育水平提升，越来越多的人选择到经济发展较好的地区工作和生活，相对农村地区而言，城市有更多的就业机会和更好的生活水平，这会进一步导致城乡资源的失衡，对于健康投入的难度进一步加大。（见表 4.6）

表 4.6　　　　政府卫生投入规模对城乡健康投入公平的影响

	无固定效应	空间固定效应	时间固定效应	双固定效应
scale	− 0.011462	− 0.091059 *	− 0.000965	− 0.074546 *
	（− 0.256309）	（− 1.924118）	（− 0.021055）	（− 1.665359）
pgdp	215.24788 ***	281.97367 ***	224.09217 ***	278.75576 ***
	（6.422082）	（8.124267）	（6.481709）	（8.432449）
inv	− 68.136974	− 58.347048	− 67.182512	− 47.320804
	（− 1.088150）	（− 0.916603）	（− 1.070909）	（− 0.793599）
sv	46.608711 ***	46.725013 ***	33.839562 *	31.227215 *
	（3.031810）	（3.041962）	（1.909246）	（1.887095）
pt	− 36.15318 ***	− 43.87989 ***	− 24.70705 ***	− 31.495911 ***
	（− 4.060300）	（− 4.813577）	（− 2.625114）	（− 3.484361）
edu	− 70.41533 ***	− 84.73083 ***	− 60.06682 ***	− 67.67139 ***
	（− 3.990603）	（− 4.743472）	（− 3.034919）	（− 3.613413）

	无固定效应	空间固定效应	时间固定效应	双固定效应
open	28. 936626	33. 951317	29. 768525	49. 426965
	(0. 670455)	(0. 782944)	(0. 635892)	(1. 117282)
W * X	YES	YES	YES	YES
ρ	0. 726992 ***	0. 791983 ***	0. 704981 ***	0. 698986 ***
	(12. 221957)	(16. 683080)	(10. 634357)	(10. 423966)
log – likelihood	– 1650. 0233	– 1626. 0123	– 1640. 4044	– 1616. 0882
N	270	270	270	270

注：***、**、*分别表示在 1%、5%、10% 的显著性水平上显著。限于篇幅，R^2 的估计结果未汇报。括号内为 t 值。

（三）稳健性检验

为了实证结果的准确性，又考虑到空间权重矩阵的选取有可能影响到计量模型的稳健性，特别是在反距离空间权重矩阵中，距离过远的地区其经济因素、政治因素等对本地区的影响远小于距离较近的地区，因此，本书借鉴王良健等的研究，使用地理邻接型权重矩阵进行稳健性回归，[①] 则有

地理邻接型权重矩阵 W2：

$$\bar{W}_{ij}^2 = \begin{cases} 1 & i \neq j \\ 0 & i = j \end{cases} \qquad (4.5)$$

若两地地理位置相邻（$i \neq j$），$\bar{W}_{ij}^2 = 1$，否则 $i = j$ 时 $\bar{W}_{ij}^2 = 0$。

由表 4.5 可以发现，采用地理邻接型权重矩阵的回归结果与采用反距离权重矩阵的回归结果类似，回归系数的方向保持一致，显著性结果也无太大差异。首先，从空间自回归系数来看，ρ 的值在 1% 的显著性水平下通过了检验，且符号显著为正，

---

① 王良健、李辉、石川：《中国城市土地利用效率及其溢出效应与影响因素》，《地理学报》2015 年第 70 卷第 11 期。

说明邻近地区的城乡健康公平程度与本地区正相关，即周边省份城乡健康公平的改善也有利于本地区城乡健康公平差距的缩小，这一结果与前文保持一致。

政府卫生投入规模的符号显著为负，可知随着政府卫生投入规模的加大，城乡之间的健康公平程度反而缩小，这也需要政府相关部门去反思和总结经验教训，寻找更为有效的方案来促进城乡健康公平发展，既要稳步推进城市地区的健康发展，又要在广大农村地区稳步推进医疗基础设施建设，提升农村地区医疗卫生人员的待遇水平，逐步缩小城乡健康水平差距。其他解释变量的回归系数与实证部分保持一致，并无太大改变，限于篇幅，不再一一列举。表4.7 稳健性检验（1）是以城乡健康公平为因变量进行的回归结果，稳健性检验（2）至稳健性检验（4）是分别以城乡健康状况、城乡健康服务和城乡健康投入为因变量进行回归的结果，与前文实证部分基本一致，显著性水平也无太大改变，证明了本书实证结果的可靠性，限于篇幅，不再一一赘述。（见表4.7、表4.8、表4.9、表4.10）

表4.7　　　　　　　　　　　　稳健性检验（1）

	无固定效应	空间固定效应	时间固定效应	双固定效应
scale	−0.034219**	−0.043927**	−0.035203**	−0.045946***
	(−2.008594)	(−2.425645)	(−2.063066)	(−2.724255)
pgdp	72.616586***	74.646969***	72.314228***	75.987329***
	(5.376705)	(5.305037)	(5.354147)	(5.816588)
inv	15.497064	24.840107	14.785150	24.923985
	(0.704069)	(1.086537)	(0.665204)	(1.164466)
sv	21.829359***	20.211542***	22.825982***	20.992384***
	(3.326880)	(3.020540)	(3.459469)	(3.356753)
pt	−16.86604***	−15.10946***	−17.43384***	−15.66609***
	(−5.050786)	(−4.449115)	(−5.173717)	(−4.917055)

续表

	无固定效应	空间固定效应	时间固定效应	双固定效应
edu	43.301469 ***	47.409346 ***	43.206228 ***	46.706875 ***
	(6.335402)	(6.641969)	(6.305302)	(7.032517)
open	− 42.28317 ***	− 39.127772 **	− 43.65463 ***	− 39.68039 **
	(− 2.633225)	(− 2.365144)	(− 2.707990)	(− 2.573864)
W * X	YES	YES	YES	YES
ρ	0.630996 ***	0.643960 ***	0.434971 ***	0.421964 ***
	(12.586419)	(13.160317)	(6.735136)	(6.468303)
log − likelihood	− 1364.8203	− 1344.9225	− 1350.6084	− 1328.8412
N	270	270	270	270

注：*** 、** 、* 分别表示在1%、5%、10%的显著性水平上显著。权重矩阵为 W^2。限于篇幅，R^2 的估计结果未汇报。括号内为 t 值。

表4.8　　　　　　　　　稳健性检验（2）

	无固定效应	空间固定效应	时间固定效应	双固定效应
scale	− 0.312764 ***	− 0.323233 ***	− 0.309949 ***	− 0.321270 ***
	(− 9.976209)	(− 9.442582)	(− 9.743655)	(− 10.015481)
pgdp	38.520298	28.669224	38.590590	26.891496
	(1.549725)	(1.077834)	(1.531868)	(1.081886)
inv	− 89.280752 **	− 76.249773 *	− 112.1397 ***	− 98.068768 **
	(− 2.202697)	(− 1.763310)	(− 2.705118)	(− 2.407943)
sv	12.592426	14.665367	11.679190	12.707323
	(1.042634)	(1.159268)	(0.948876)	(1.067419)
pt	− 17.92638 ***	− 18.86046 ***	− 21.24259 ***	− 23.02759 ***
	(− 2.914449)	(− 2.935773)	(− 3.379005)	(− 3.796536)
edu	64.185581 ***	66.727294 ***	64.906740 ***	69.045851 ***
	(5.102716)	(4.945630)	(5.075607)	(5.459159)
open	− 52.385154	− 68.786843 **	− 63.438277 **	− 78.46775 ***
	(− 1.772807)	(− 2.199738)	(− 2.109576)	(− 2.674610)

续表

	无固定效应	空间固定效应	时间固定效应	双固定效应
W∗X	YES	YES	YES	YES
ρ	0.819987***	0.825984***	0.676959***	0.634985***
	(26.588341)	(27.430562)	(14.641307)	(12.753651)
log-likelihood	-1545.6668	-1532.9187	-1531.3299	-1512.6262
N	270	270	270	270

注：***、**、*分别表示在1%、5%、10%的显著性水平上显著。权重矩阵为W^1。限于篇幅，R^2的估计结果未汇报。括号内为t值。

表4.9　　　　　　　　　　　稳健性检验（3）

	无固定效应	空间固定效应	时间固定效应	双固定效应
scale	-0.124677***	-0.142483***	-0.136096***	-0.154917***
	(-2.703301)	(-2.909811)	(-2.929427)	(-3.365667)
pgdp	33.742193	33.841490	41.316324	43.690579
	(0.922786)	(0.889359)	(1.123169)	(1.224665)
inv	-91.854247	-72.326608	-93.771935	-76.607077
	(-1.541745)	(-1.170133)	(-1.549551)	(-1.311066)
sv	2.854921	0.083180	6.446785	3.371081
	(0.160716)	(0.004597)	(0.358764)	(0.197371)
pt	-18.554468**	-10.862863	-18.061084**	-10.107777
	(-2.052791)	(-1.183163)	(-1.968383)	(-1.162059)
edu	107.72552***	112.87424***	110.66414***	114.81916***
	(5.824146)	(5.850580)	(5.928535)	(6.330635)
open	-115.7979***	-130.6297***	-124.9028***	-140.6063***
	(-2.664792)	(-2.921087)	(-2.845990)	(-3.341205)
W∗X	YES	YES	YES	YES
ρ	0.559990***	0.599982***	0.413949***	0.448953***
	(9.940733)	(11.291205)	(6.247963)	(7.008893)
log-likelihood	-1629.7357	-1610.8494	-1620.2871	-1600.9675
N	270	270	270	270

注：***、**、*分别表示在1%、5%、10%的显著性水平上显著。权重矩阵为W^1。限于篇幅，R^2的估计结果未汇报。括号内为t值。

表 4. 10　　　　　　　　　　稳健性检验（4）

	无固定效应	空间固定效应	时间固定效应	双固定效应
scale	0.006950	− 0.066938	0.014869	− 0.059927
	(0.153151)	(− 1.388074)	(0.324600)	(− 1.329585)
pgdp	213.64368***	266.64900***	210.86345***	261.79523***
	(5.937192)	(7.114824)	(5.810755)	(7.491333)
inv	− 21.305075	− 11.904396	− 41.244082	− 26.249787
	(− 0.363241)	(− 0.195458)	(− 0.690363)	(− 0.458149)
sv	29.456734*	37.476403**	28.993948	36.083439**
	(1.684976)	(2.102775)	(1.635197)	(2.156228)
pt	− 35.47767***	− 40.05093***	− 39.3317***	− 44.42641***
	(− 3.987567)	(− 4.428268)	(− 4.343112)	(− 5.209485)
edu	− 73.01204***	− 85.22090***	− 75.62533***	− 86.36321***
	(− 4.010151)	(− 4.483617)	(− 4.107979)	(− 4.860697)
open	66.757639	70.607761	61.987936	68.313130*
	(1.560646)	(1.602574)	(1.431066)	(1.656220)
W * X	YES	YES	YES	YES
ρ	0.705976***	0.703950***	0.592981***	0.574997***
	(16.142273)	(16.076831)	(11.055636)	(10.473537)
log − likelihood	− 1634.6359	− 1613.6991	− 1624.3424	− 1600.9659
N	270	270	270	270

注：***、**、* 分别表示在1%、5%、10%的显著性水平上显著。权重矩阵为 W^1。限于篇幅，R^2 的估计结果未汇报，括号内为 t 值。

三　本章小结

本章首先基于前文中阐述的国内外学者的理论和实证研究成果，从政府卫生投入规模的视角出发，提出本章的研究实证设计与影响因素，并根据研究设计和计量的需要，分别构建政府卫生投入规模对城乡总体健康公平、城乡健康状况公平、城乡健康服务公平和城乡健康投入公平影响的实证模型；其次选取除西藏以外全国 30 个省区市 2007—2015 年的省际面板数据，使用空间面板数据的空间杜宾回归模型，分别对政府卫生投入规模对城乡总体健康公平、城乡健康状况公平、城乡健康服务公平和城乡健康投入公平的影响进行实证分析，并在考虑空间计量方法的特殊性上，使用不同的空间权重矩阵对实证结果进行稳健性检验分析，进一步使用不同的权重矩阵考察政府卫生投入规模对城乡健康公平不同方面的影响，以增加研究结论的严谨性。本章的研究结论如下。

其一，分析政府卫生投入规模对城乡健康公平不同方面的影响。实证结果表明政府卫生投入规模与城乡健康公平之间表现为显著的反向关系，随着政府卫生投入规模的扩大，城乡之间健康水平差距也会增大，反之，当政府卫生投入规模缩小时，城乡之间健康公平程度反而更优。从多维度进一步考察发现，城乡健康公平、城乡健康状况、城乡健康服务、城乡健康投入随着政府卫生投入规模的扩大而恶化，随着政府卫生投入规模的缩小而改善。由此可见，政府卫生投入规模对城乡健康公平、城乡健康状况、城乡健康服务和城乡健康投入的影响基本上相一致，而且都为反向关系。这说明，改革开放以来，政府的健康投入规模越来越大，但投入的不平衡问题非常突出，大部分经费都投入到城市中，农村投入占比越来越少，导致的结果就是，政府投入越多，城乡健康就越不公平。这种结果有违政府投入初衷，也不符合人民期望。当然，这并不是说，推进城乡健康公平，需要降低政府投入，而是要改变政府的投入方向，把投入从向城市倾斜转变为向农村倾斜，加大力度全面扩大对农村医疗卫生的投入规模。

其二，考虑其他影响因素时，经济发展水平、固定资产投资水平、环卫车辆数、受教育水平对城乡健康公平的影响都是显著为正，经济发展水平越高，全社会固定资产投资水平越高，环卫车辆数越多，人均受教育水平越高，都会对城乡之间健康公平起到正向的促进作用，有利于发挥城乡健康水平的扩散作用，减弱极化效应，促进城乡健康公平发展，平衡发展。而相反地，每万人公厕数、对外贸易开放度对城乡健康公平的影响显著为负，每万人公厕数越多，对外贸易开放度越高，城乡健康越不公平，这是由于公共资源的区域分配不均造成的，公厕建在经济发展较好的城市繁华区域的较多，同理，对外经济贸易一般也发生在经济发展水平较好的沿海港口地区，政策倾斜度较高。由此可见，经济发展水平、公共设施投资、受教育水平、对外开放度对城乡健康公平方面的影响均存在差异性。

其三，分析稳健性检验的结果。在进行空间权重矩阵的多重考虑，联系前文理论分析及数据测算，考虑到理论意义及现实意义后，对样本进行多重权重矩阵替换，并对各主要因变量进行空间计量回归，各主要解释变量的符号以及显著性均未发生明显的改变，由此说明本书的结论基本上是稳定的，证实了本书实证结果的稳健性和可靠性。

第五章　政府卫生投入结构对城乡
健康公平的影响研究

加大投入是推进城乡健康公平的基本条件，但加大投入并不一定能提升城乡健康公平水平，甚至还可能拉大城乡健康差距。因此，推进城乡健康公平，需要在扩大政府卫生投入规模基础上，进一步探讨如何改善和优化投入结构。

政府卫生支出结构的划分，既需要确定投入到不同公共卫生项目上的比例，又需要确定投入到不同地区的预算资金的比例，如确定城乡地区、不同省份之间的政府卫生支出预算规模。这种划分的合理与否直接决定了政府卫生支出的使用情况和效率。从一定意义上说，政府卫生支出结构是政府卫生支出优化的关键，只有综合全面地考虑有关因素，才可能做出科学的分析与抉择。本章将首先从功能结构的角度出发，对政府卫生支出功能结构的分类标准进行界定的基础上，从功能结构和区域结构等方面，对中国政府卫生投入结构进行测度和分析；然后，将运用计量经济学模型实证分析政府卫生支出结构——区域结构和功能结构对城乡健康公平的影响。

一　中国政府卫生投入结构的测度和分析

根据不同的分析方法和标准，政府卫生支出结构可以分为以下几类：按照功能结构分类（即按照使用结构），即按政府卫生支出的用途可分为医疗卫生服务、医疗保障、行政管理事务以及人口与计划生育事务费用四项支出；按照政府卫生支出的分配结构可以划分为城镇政府卫生支出和农村政府卫生支出，或者东部地区政府卫生支出、中部地区政府卫生支出和西部地区政府卫生支出以及各省政府卫生支出；按照政府级别可以划分为中央政府卫生支出和地方政府卫生支出。下面将着重从功能结构分类和分区域结构分类的角度对中国政府卫生支出的结构进行分析，现有的文献对政府卫生支出结构的研究主要是从政府卫生支出的地区分布不平衡、城乡分布不平衡、中央政府与地方政府分布不平衡、政府卫生支出在各个项目上的分配不均衡以及政府卫生支出主体的支出占总支出的比重不均衡等几个方面进行研究的。

（一）　中国政府卫生投入功能结构的分析

从表5.1中可以得出，中国政府卫生支出总量主要由医疗卫生服务与医疗保障两项构成，两项总占比在各年度达到80%以上，其余两项行政管理事务与人口计划生育事务费用占比仅为0—20%。30余年间，政府卫生支出结构比例主要体现在医疗卫生服务支出和医疗保障支出的相互调整上，而行政管理事务支出基本平稳维持在2.4%—5.4%的区间，除此之外，人口与计划生育事务支出结构与占比调整幅度不大，除了2001—2010年间突破10%以外，其余都稳定在7%—10%的区间内。医疗卫生服务支出的比例总体呈下降趋势，由1990年的65.6%下降到2015年的41.6%，在政府卫生支出费用中的占比下滑达到了24%，相反，医疗保障的支出占总量比例却由23.7%增加至46.67%，在2008年左右，由图5.1可以看出，1990年开始，医疗卫生服务占比逐年下降，医疗保障占比逐年上升，两个占比在2005年开始双向变化幅度加大，在2008年左右达到一致，分别占政府卫生支出总量比的42%左右。2009年医疗保障支出占比超过医疗卫生服务支出占比。由表5.1与图5.1分析可知：中国政府卫生支出主要由医疗卫生服务支出和医疗保障支出构成，两者相加占到政府卫生支出的80%以上，政府卫生支出总费用呈现不断上升的总体局面，但其中医疗保障支出占比持续加大，医疗卫生服务支出占比不断下降，而行政管理和人口计划生育支出占比基本稳定。

表5.1　　　1990—2015年中国政府卫生支出功能结构的绝对变化　单位：亿元

年份	合计	功能性结构			
		医疗卫生服务	医疗保障	行政管理事务	人口与计划生育事务
1990	187.28	122.86	44.34	4.55	15.53
1991	204.05	132.38	50.41	5.15	16.11
1992	228.61	144.77	58.1	6.37	19.37
1993	272.07	164.81	76.33	8.04	22.89
1994	342.28	212.85	92.02	10.94	26.47
1995	387.34	230.05	112.29	13.09	31.91
1996	461.61	272.18	135.99	15.61	37.83
1997	523.57	302.51	159.77	17.06	44.23
1998	590.06	343.03	176.75	19.9	50.38
1999	640.96	368.44	191.27	22.89	58.36
2000	709.52	407.21	211	26.81	64.5
2001	800.61	450.11	235.75	32.96	81.79
2002	908.51	497.41	251.66	44.69	114.75
2003	1116.97	603.02	320.56	51.57	141.82
2004	1293.58	679.72	371.6	60.9	181.36
2005	1552.54	805.52	453.31	72.53	221.18
2006	1778.86	834.82	602.53	84.59	256.92
2007	2581.59	1153.3	957.02	123.95	347.32
2008	3593.94	1397.23	1577.1	194.32	425.29

续表

年份	合计	功能性结构			
		医疗卫生服务	医疗保障	行政管理事务	人口与计划生育事务
2009	4816.26	2081.09	2001.51	217.88	515.78
2010	5732.49	2565.6	2331.12	247.83	587.94
2011	7464.18	3125.16	3360.78	283.86	694.38
2012	8431.98	3506.7	3789.14	323.29	812.85
2013	9545.82	3838.93	4428.82	373.15	904.92
2014	10579.23	4288.7	4958.53	436.95	895.05
2015	12475.28	5191.25	5822.99	625.94	835.1

资料来源：2016 年《中国卫生与计划生育统计年鉴》。

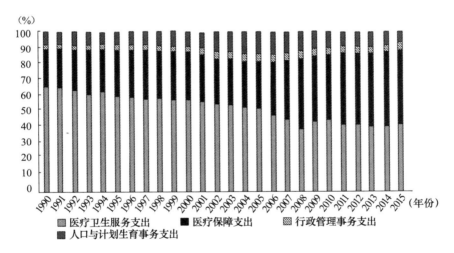

图 5.1　1990—2015 年中国政府卫生支出功能结构的相对变化

资料来源：2016 年《中国卫生与计划生育统计年鉴》。

（二）中国政府卫生投入区位结构的分析

中国财政管理体制的变迁，导致政府卫生财政支出责任的分配也随之变化。从 20 世纪 50 年代高度集中的"统收统支"到 80 年代的"划分收支、分级管理""分灶吃饭"财政制度，再到 1994 年的"分税制"，政府卫生支出的责任也进行了很大的调整。目前中国卫生支出的财政和管理体制主要为：以对政府管理为主、中央政府财政转移支付为辅进行补助的模式。对于中央政府、省、县和乡地方政府法定的负担比例在中国法律中并没有明确确定，由此造成了公共卫生的支出一大部分（超过90%）由地方政府来负担，而小部分（少于10%）由中央政府来承担。在转移支付规模较小的情况下，地方政府卫生支出的财政来源主要来自地方政府财政收入，而中国由于地域辽阔，地区间经济发展与收入水平存在明显差异，导致了中国东、中、西各个地区地方政府卫生支出对城乡健康公平影响的差异也非常大。

如表5.2所示，中央政府及地方政府卫生事业费支出都趋于上涨，但是从所承担的比例来看，中央政府承担卫生事业费比例从2007年的1.72%一直下降到2015年的0.71%，而与此同时，地方政府承担比例稳步增加，几乎承担了绝大部分的卫生事业费。

表 5.2 　　　　　　　　　　**各级政府卫生支出负担结构**

年份	中央政府的卫生事业费（亿元）	地方政府的卫生事业费（亿元）	中央政府卫生事业费占卫生事业费的比重（%）	地方政府卫生事业费占卫生事业费的比重
2007	34.21	1955.75	1.72	98.28
2008	46.78	2710.26	1.7	98.3
2009	63.5	3930.69	1.59	98.41
2010	73.56	4730.62	1.53	98.47
2011	71.32	6358.19	1.11	98.89
2012	74.29	7170.82	1.03	98.97
2013	76.7	8203.2	0.93	99.07
2014	90.25	10086.56	0.89	99.11
2015	84.51	11868.67	0.71	99.29

资料来源：2016年《中国卫生与计划生育统计年鉴》和《中国财政年鉴》。

政府卫生支出与人均 GDP 之间有明显的正向相关关系，也就是说，一个地区经济发展水平越高，该地区在公共卫生方面的政府财政支出也越高。按照卫生财政支出的水平进行排序后发现，1996—2005 年之间，各地区各省份政府卫生支出的高低顺序基本没有变化，东部经济发达地区，如北京、上海、天津、浙江等省份人均政府卫生支出较高。而中西部经济欠发达地区其人均政府卫生支出则水平较低。

虽然各地区的政府卫生支出均呈现增长的态势，但就政府卫生支出水平而言，东部沿海发达地区要明显优于中部地区和西部地区。西部大开发政策实施使得中央政府加大了对西部支出力度和各种政策的倾斜，西部地区政府卫生支出的增长速度又快于中部地区，但从整体上看来，西部地区政府卫生支出的总量与人均规模仍然落后于其他两个地区。

地区间人均政府卫生支出差距显著，必然带来的地区间人均享有的基本公共卫生服务水平严重地不均等、地区间公共卫生支出结构失衡。如表 5.3 所示，部分地区的医院数、医院床位数和卫生人员数等卫生资源的比重均优势明显，均大于其总人口数占全国的比重，而西部地区所享有的卫生资源却不到全国卫生资源的 1/3。

表 5.3　　　　　　　　　2015 年卫生资源的地区分布

项目	东部		中部		西部	
	数量	比重（%）	数量	比重（%）	数量	比重（%）
卫生机构数	355448	36.14	315995	32.13	312085	31.73
床位数	2760004	39.34	2235259	31.86	2019951	28.8
卫生人员数	4584329	42.92	3204929	30.01	2891623	27.07

数据来源：2016 年《中国卫生与计划生育统计年鉴》。

（三）中国政府卫生投入城乡结构的分析

由上一小节的分析可知，中国政府卫生支出的财政负担有向下分权的趋势，地方政府卫生支出占政府卫生总支出还在不断扩大，这种财政分权扩大的态势结合城乡二元经济结构的特点，造成了政府卫生支出在城乡之间的巨大差距。从表5.4中可以看出，城乡中总的卫生支出比在1991—2005年之间均在4倍以上，且1997年差距最大，其差距达到了5.4，尽管总费用中包括政府和个人的支出，但也能反映出在这段时期，中国城市地区与农村地区的政府卫生支出明显存在不均等性，政府资源尤为向大城市集中，2005年之后，城乡的政府卫生支出差距出现了较大回落，但两者差距仍然很大。

表5.4　　　　　　　　城乡卫生总费用对比

年份	城乡卫生费用（亿元）		人均卫生总费用（元）	
	城市	农村	城市	农村
1990	396	351.39	158.8	38.8
1991	482.6	410.89	187.6	45.1
1992	597.3	499.56	222	54.7
1993	760.3	617.48	268.6	67.6
1994	991.5	769.74	332.6	86.3
1995	1239.5	915.63	401.3	112.9
1996	1494.9	1214.52	467.4	150.7
1997	1771.4	1425.31	537.8	177.9
1998	1906.92	1771.8	625.9	194.6
1999	2193.12	1854.38	702	203.2
2000	2624.24	1962.39	813.7	214.2
2001	2792.95	2232.98	841.2	244.8
2002	3448.24	2341.79	987.1	259.3
2003	4150.32	2433.78	1108.9	274.7
2004	4939.21	2651.08	1261.9	301.6
2005	6305.57	2354.34	1126.4	315.8

续表

年份	城乡卫生费用（亿元）		人均卫生总费用（元）	
	城市	农村	城市	农村
2006	7174.73	2668.61	1248.3	361.9
2007	8968.7	2605.27	1516.3	358.1
2008	11251.9	3283.5	1861.8	455.2
2009	13535.61	4006.31	2176.6	562
2010	15508.62	4471.77	2315.5	666.3
2011	18571.87	5774.04	2697.5	879.1
2012	21280.46	6838.54	2999.3	1064.8
2013	23644.95	8024	3234.1	1274.4
2014	26575.6	8736.8	2581.7	3558.3

数据来源：2016 年《中国卫生与计划生育统计年鉴》。

截至 2015 年，中国农村居民占全国总人口的 2/3，所享用的卫生总费用却不到卫生总费用的 1/4；而人口不到 1/3 的城镇居民却享有 3/4 以上的卫生总费用。从 1991—2000 年全国新增卫生经费投入中只有 14% 投入到农村，而 14% 中的 89% 又都成了"人头费"，真正专项的农村卫生经费只有 1.3%。如果不改变这种趋势，更多的公共卫生资源将被分配到城市，公共卫生支出的城乡差距将会进一步拉大。

二　政府卫生投入的区域结构对健康公平影响的实证研究

（一）计量模型构建

为考察政府卫生区域投入结构对城乡健康公平的影响，本书设定如下面板数据模型：

$$health_{it} = \alpha_{it} + \beta_1 govern_{it} + \sum_{j=2}^{6} \beta j control_{it} + \mu_i + \varepsilon_{it} \qquad (4.6)$$

考虑到城乡健康公平的水平在长期内是一个动态过程，并且当期的政府卫生支出可能受到上一期政府卫生投入或城乡健康水平本身的影响，即模型的内生性可能是由于政府卫生投入的累积效应或与城乡健康水平互为因果关系所导致，因此本书将滞后一期的因变量加入控制变量，构建了如下动态面板数据模型：

$$health_{it} = \alpha_{it} + \beta_0 health_{it} - 1 + \beta_1 govern_{it} + \sum_{j=2}^{6} \beta j control_{it} + \mu_i + \varepsilon_{it}$$

$$(4.7)$$

其中，i 表示省份，t 表示年份，α 是个体效应，描述了个体异质性，包括了一些无法反映在模型内但影响被解释变量的误差项，其下标反映了其随个体变动，但对时间不变的性质，ε_{it} 是随机扰动项。$health$ 和 $govern$ 分别为城乡健康公平水平、政府卫生支出比重，$control$ 为影响城乡健康水平的一组经济、教育、环境特征变量以及医疗卫生资源可及性的变量。

（二）主要变量描述及数据来源说明

1. 变量选取

被解释变量：

对于本书的被解释变量城乡健康公平（health）来说，目前宏观城乡健康公平水平的衡量标准不一，所以本书采用熵值法建立了相应的城乡健康公平的衡量体系，具体见第二章。

主要解释变量：

中国政府卫生支出的区域结构（govern）：各省份医疗卫生支出占全国医疗卫生支出的比重。本书研究的政府卫生支出是指政府利用公共财政在公共卫生与医疗健康领域的支出，涵盖公共预防、公共医疗、基本医疗保障、卫生行政管理以及人口与计划生育等方面的投入。但限于数据的可得性，本部分用医疗卫生支出来衡量地方政府卫生支出，即某年度财政对各医疗卫生项目的资金支持的费用总和，包括对医疗保险缴费补助、医疗卫生资源的资金拨款等。同时以各省份医疗卫生支出占全国医疗卫生支出的比例来衡量各省份卫生投入的区域差异。

控制变量：

收入变量：人均 GDP 虽然对二者之间的关系的研究结论差别较大，但大量研究证实收入与居民健康之间确实存在着密切的关系。高水平的国民收入能够带来高质量的物品和服务的提供以及更加优质的居住和医疗条件，更多的健康基础性需求的满足，从而产生更佳的健康状况。但是，随着国民收入的增加，社会生活节奏将会更加紧张，工作压力增加，这将对国民健康状况产生不利的影响。本书对人均 GDP 的选取也与国际上的普遍做法类似。

教育变量：15 岁以上人口中文盲及半文盲所占的比例（edu）。Grossman（1972）对教育与健康的关系已经进行过深入的论证，认为教育能够成为健康的决定因素，是因为它对生活质量即健康生产效率有至关重要的影响（例如选择工作机会、获得营养的能力、避免不良生活方式的意志力、使用药的效率等）。本书使用 15 岁以上人口中文盲及半文盲的比例来代替教育变量。

社会特征变量：城镇化率（urban）。城镇化可以为居民带来更好的医疗服务，但也会带来污染等问题，二者的净效应决定了城镇化对健康水平的影响。本书用各地区城镇人口占总人口的比重来衡量城镇化率。

卫生资源变量：每千人口拥有的卫技人员数（staff）。指标代表了居民对卫生医疗服务的可及性，理论上，卫技人员数越多，对健康改善也就更好。具体的变量说明如表 5.5 所示。

表 5.5　　　　　　　　　　　　变量说明

变量分类	变量名	定义及说明
城乡健康公平	health	见第二章
政府卫生支出的区域结构	govern	（各地政府医疗卫生支出/全国医疗卫生支出）* 100%
收入变量	gdp	人均 GDP
教育变量	edu	（文盲及半文盲人口数/15 岁以上人口数）* 100%
社会特征变量	urban	（城镇人口/总人口）* 100%
卫生资源变量	staff	（卫生技术人员数/人口）* 1000%

2. 数据的来源及处理

本章数据主要来自历年的《中国统计年鉴》《中国卫生统计年鉴》《中国人口年鉴》和《新中国五十年资料汇编》等。考虑到西藏自治区经济社会系统和卫生系统运作与全国其他地区相差较大，而且部分指标缺乏以及统计口径发生变化的原因，本书采用全国 30 个省（自治区、直辖市）的 2007 年到 2015 年的面板数据构建各省份的城乡健康公平水平并进行实证研究。

在估计中，所有变量都取对数值，这样一方面是考虑到各因素与健康公平之间的非线性关系，取对数方便模型估计，另一方面可以有效消除数据波动，而且在双对数模型下，变量系数的估计值即为弹性，便于进行变量之间关系的解释。

（三）实证结果及分析

1. 全国各省市自治区层面的分析

面板数据模型包含三种基本类型：无个体影响的不变系数模型、有个体影响的变截距模型和变系数模型。本书收集的数据仅涵盖 9 个年份的 270 个数据，不足以进行变系数模型的估计，且变系数模型对本书研究的问题参考意义不大，因此本书选择变截距模型。此外，本书的数据格式属于"大N 小 T"型面板数据，时间跨度仅为 9 年，故不需要考虑非平稳性问题。

在确定具体模型之前，需要通过 Breusch 和 Pagan（1980）的拉格朗日乘数（LM）检验方法确定样本数据是否存在个体影响，在样本中存在个体影响时，根据个体影响与解释变量是否相关，又可分为固定效应模型与随机效应模型。一般通过Hausman 检验确定固定或随机效应模型的选择。本书利用Hausman 检验选择模型，结果表明：在静态面板数据模型中，应该选取随机效应模型进行参数估计。表 5.6 中估计①是对模型（1）执行没有考虑个体异质性的混合 OLS 的估计结果，估计②为考虑个体异质性得到的静态随机效应模型的估计结果。随后，如前文所述，考虑到内生性问题，将滞后一期的因变量加入控制变量，构建了动态面板数据模型，采用一阶系统 GMM 法再次进行估计。

除了被解释变量本身的滞后项和地方政府卫生支出区域结构的内生性，同时考虑 GDP 变量解释变量也可能是内生变量的问题，原因是居民健康水平的提高可以通过提高劳动生产率、增加劳动力供给等渠道来促进经济发展，同时健康水平的高低会影响个人医疗卫生的支出，即居民健康水平与 GDP 和医疗卫生支出之间可能存在双向因果关系。处理这一问题的一般做法是寻找与内生变量相关但与扰动项不相干的工具变量，同样，本书选择内生变量的滞后项变量作为工具变量进行实证估计，表 5.6 中估计③为动态模型并考虑内生性问题运用一阶系统GMM 法得到的估计结果，即本书重点。

表 5.6　　　　　　　　　　静态模型与动态模型对比结果

lnhealth	① OLS	② RE	③ GMM
L. lnhealth			0.483 ***
			(0.022)
lngovern	0.056 ***	0.044 **	0.060 ***
	(0.010)	(0.020)	(0.007)
lnurban	0.067	0.088	0.101 ***
	(0.053)	(0.080)	(0.024)
lnstaff	− 0.121 ***	− 0.164 ***	− 0.161 ***
	(0.040)	(0.046)	(0.017)
lngdp	0.163 ***	0.213 ***	0.076 ***
	(0.028)	(0.027)	(0.014)
lnedu	− 0.074 ***	− 0.044 ***	− 0.035 ***
	(0.014)	(0.016)	(0.004)
_ cons	− 2.132 ***	− 2.706 ***	− 1.141 ***
	(0.163)	(0.269)	(0.110)
R^2	0.65	0.6207	
Sargan_ p			0.9960
AR（1）P			0.0036
AR（2）p			0.1395

注：***、**、*分别代表显著性水平1%、5%和10%，括号中是标准误。

表5.6以城乡健康公平作为被解释变量，选择 OLS、RE、GMM 三种计量方法得到的实证结果，由表5.6可知，估计③的 AR（1）和 AR（2）的 P 值分别为0.0036和0.1395，表明在随机扰动项同方差的假定下，采用一阶系统 GMM 估计动态模型时，不存在二阶序列相关。而 Sargan 检验的 P 值为0.9960，接受所有工具变量是有效的原假设，即不存在过度识别问题。虽然 Cameron 和 Trivedi（2005）提到两阶段 GMM 估计是最有效的

估计量，但由于本书样本过小，GMM 两阶段估计存在一定偏误，因此选择一阶段估计量作为本书参数估计量。对比静态模型和动态模型的估计结果来看，大多数变量的符号和显著性较为一致。

从估计③中可见，被解释变量城乡健康公平的一阶滞后 L. lnhealth 对当期的被解释变量在 1% 的显著水平下影响显著，弹性系数为 0.483，说明城乡居民健康公平水平的增长有很强的时间惯性，即前期的健康公平水平的变化对当期增长有明显影响。

从三个估计的回归系数上可以看出，地方政府卫生支出占比对城乡居民健康公平水平的提高有正向作用，并且在 1% 与 5% 的水平上显著，从动态面板回归结果看来，在其他条件不变的情况下，地方政府卫生支出占比每增长 1%，城乡居民健康公平的差距预期下降 0.060%，这说明地方政府卫生的比重的提高有助于缩小城乡居民之间健康水平的差距，这个结果与文献中大多数研究的结果相一致。

控制变量中，人均 GDP 三个估计结果均在 1% 的显著水平上显著，且对城乡居民健康公平的影响均为正向影响，动态面板的估计结果中，弹性系数为 0.076，我们认为这是由于经济发展促进了医疗卫生基础设施的完善，同时提高了城乡居民的生活水平和生活质量，这表明收入是缩小中国城乡居民健康公平差距的一个重要决定因素。

教育变量，从动态面板的估计结果看来，都在 1% 的水平上显著，并且 15 岁以上文盲比率的提高均不利于城乡健康公平差距的缩小，15 岁以上文盲比率每增加 1%，将造成城乡健康公平的差距预计上升 0.035%，这与本书之前的预期相符，受教育程度的改善将促进城乡居民健康水平的提高。

城镇化率水平，动态面板的估计结果显示城镇化对居民健康水平有正向影响，城镇化率每提高 1%，城乡健康公平的差距可降低 0.101%，所以，城镇化通过改善居民生活环境与医疗服务来提升居民健康水平，有利于城乡健康公平。

但在医疗服务可及性方面，每千人卫技人员数对健康水平
有负向影响，且在①、②、③中通过显著性检验，每千人卫技
人员数每增加1%，将使得城乡健康公平差距扩大0.161%，这
可能是因为医疗资源大多集中在城镇，乡村地区卫生资源的可
及性低所致，同样也可能是由于样本过小的原因导致结果与预
期不相符。

2. 分沿海和内陆地区层面的分析

考虑到中国各地区经济发展水平和地理位置因素等，本书
将动态面板模型继续划分为沿海与内陆两个区域进行分析考察。
其中，沿海地区包括天津、河北、辽宁、山东、江苏、上海、
浙江、福建、广西、广东和海南11个省（自治区、直辖市），
内陆地区包括北京、山西、内蒙古、吉林、黑龙江、安徽、江
西、河南、湖北、湖南、重庆、四川、贵州、云南、陕西、甘
肃、青海、宁夏、新疆19个省（自治区、直辖市）。

同全国层面一样，分地区的动态面板模型将被解释变量本
身的滞后项纳入控制变量，同时考虑地方政府卫生支出比重、
GDP等解释变量的内生性问题，选择内生变量的滞后项变量作
为工具变量进行实证估计，表5.7为运用一阶系统GMM法得到
的内陆与沿海两个地区的估计结果。

表5.7　　　　　　　　　　　分区域动态面板模型结果

lnhealth	沿海	内陆
L. lnhealth	0.678**	0.466***
	(0.308)	(0.080)
lngovern	0.280	0.231**
	(0.216)	(0.093)
lngdp	0.039	0.089***
	(0.087)	(0.029)
lnedu	−0.020	−0.032***

续表

lnhealth	沿海	内陆
L. lnhealth	0. 678 **	0. 466 ***
	(0. 026)	(0. 009)
lnurban	− 0. 238	0. 154
	(0. 407)	(0. 105)
lnstaff	− 0. 022	− 0. 199 ***
	(0. 172)	(0. 054)
_ cons	0. 198	− 1. 598 ***
	(1. 743)	(0. 373)
N	88	152
Sargan_ P	1. 0000	1. 0000
AR (1) P	0. 0333	0. 0233
AR (2) P	0. 8703	0. 1643

注：***、**、*分别代表显著性水平1%、5%和10%，括号中是标准误。

由表5.7两个估计结果的 AR（1）和 AR（2）的 P 值可知，在随机扰动项同方差的假定下，采用一阶系统 GMM 法估计动态模型时，不存在二阶序列相关。而 Sargan 检验的 P 值为 1.0000，接受所有工具变量是有效的原假设，即不存在过度识别问题。同全国层面动态面板模型一样，现仍选择一阶段估计量作为本书参数估计量。对比全国层面与地区层面动态面板模型的估计结果来看，多数变量的符号和显著性较为一致。

从两个估计结果中可见，沿海和内陆两个地区的城乡健康公平水平的一阶滞后对当期的被解释变量在5%和1%的显著水平下影响显著，弹性系数分别为0.678和0.466，说明不管是在哪个地区，城乡居民健康公平水平的增长都有很强的时间惯性，即前期的健康公平水平的变化对当期增长有明显影响，具体看来，内陆地区健康公平水平的时间惯性要小于沿海地区。

从内陆地区的回归系数可以看出，地方政府卫生支出比重的上升对城乡居民健康公平水平的提高有正向作用，并且在10%的水平上显著，在其他条件不变的情况下，内陆地区地方政府卫生支出比重每增长1%，城乡居民之间健康水平差距将预期缩小0.231%；从沿海地区估计的回归系数可以看出，地方政府卫生支出比重对城乡居民健康水平的提高具有与内陆地区一样的正向作用，但影响并不显著，本书认为产生这种结果的原因是由于沿海地区经济水平发达，地方政府卫生支出的比重已经很高，其增长并不会给城乡居民健康水平的提升带来显著的提升，而更应依靠政府公共卫生的供需结构与效率。

控制变量中，从人均GDP看，内陆地区估计结果在1%的显著水平上显著，且对城乡居民健康公平的影响为正向影响，弹性系数为0.089，我们认为这是由于经济发展所带来的生活水平的上升、地方财政收入的增加，对城乡居民健康产生的有利影响。从城镇化率水平看，内陆估计结果均显示城镇化对居民健康水平有正向影响，但并不显著。本书推测，由于东部地区经济水平发达，城镇化率已经非常高，因此其比例的提高对健康水平的改善效果较差。从人口特征与教育变量看，内陆地区的估计结果显示，15岁以上文盲比率的提高均能降低城乡健康公平，不利于缩小城乡居民的健康差距，从弹性系数中可以看出，15岁以上文盲比率每增加1%，城乡健康公平下降0.032%，这与本书之前的预期相符，受教育程度的改善将促进居民健康水平的提高。在医疗服务可及性方面，不同地区每千人卫技人员数对促进城乡健康差距的降低有负向影响，且内陆地区在1%的水平上显著，每千人卫技人员数每增加1%将促进城乡健康水平差距上升0.199%，可见，在内陆经济较为不发达地区，医疗卫生服务主要集中于城镇，乡村地区医疗卫生服务差。

同时沿海地区所有的控制变量虽然大多数与预期相符，但并不显著，这很大可能与样本数量过小有关。

三 政府卫生投入功能结构对
城乡健康公平的影响

之前的实证分析已经验证了地方政府卫生支出比重对城乡居民健康公平水平的正向影响，除区域结构之外，卫生支出的功能结构同样影响其健康生产的效率，鉴于此，本书继续将地方政府卫生支出按功能结构划分为医疗卫生服务、医疗保障、行政管理事务、人口计划生育事务四项支出，分别探讨各部分的支出对居民健康的影响。从前面的统计分析可知，地方政府卫生支出总量中80%以上由医疗卫生服务与医疗保障支出构成，近年来，这两者的总量在增加的同时其占比也在不断变化，呈现此消彼长的态势。因此，这两项支出对居民健康的影响是本节分析的重点。医疗卫生服务支出是指政府对医疗服务供给方提供财政支持，具有诸多优势，例如：组织实施便利、政府集中组织易形成覆盖全民的基本医疗卫生服务，利于医疗卫生服务可及性与公平性的实现，同时也存在容易导致低效率的缺陷，且容易模糊受益群体目标。医疗保障是指政府对医疗卫生服务的需求方提供财政支持，即通过医疗保障机构补贴给医疗卫生服务的消费者，这意味着政府卫生支出主要应为促进医疗保障体系的发展买单。因此，本书接下来将利用以上区域结构分析的基本实证模型，运用功能性支出数据，研究政府支出对城乡健康公平的影响。

（一）数据选取与来源

由于政府不同功能性支出省级面板数据不可获得，本书考虑使用2007—2015年共9年全国层面的时间序列数据来进行实证分析，主要解释变量的选择在之前的基础上加入了医疗卫生服务、医疗保障、行政管理事务、人口计划生育事务四项支出的值，所有数据来源于相关年份的《中国统计年鉴》《中国卫生和计划生育统计年鉴》《中国财政统计年鉴》《中国区域经济统计年鉴》和《新中国六十年统计资料汇编》。

同时，本书对模型中所有数据进行对数处理，以衡量各解释变量对居民健康水平的弹性影响，同时消除数据波动，减弱或消除可能存在的非线性关系、异方差等计量问题。

（二）实证结果分析

利用2007—2015年全国层面时间序列数据分析地方政府公共卫生各功能性支出对城乡健康公平影响的实证结果如表5.8所示，由表5.8可知，模型的设定良好，对比全国层面与地区层面动态面板模型的估计结果来看，多数变量的符号和显著性较为一致。

表5.8　　　　　政府卫生功能性支出对城乡健康公平的影响

lnhealth	④	⑤	⑥	⑦
lngovern1	0.178**			
	(0.048)			
lngovern2		0.101		
		(0.051)		
lngovern3			0.101	
			(0.065)	
lngovern4				0.222**
				(0.045)
lngdp	0.563**	−0.061	−0.084	0.223
	(0.174)	(0.288)	(0.347)	(0.120)
lnurban	−3.434	1.302	1.456	0.807
	(1.514)	(1.364)	(1.551)	(0.685)

续表

lnhealth	④	⑤	⑥	⑦
lnedu	－0.010	－0.112	－0.233	0.117
	(0.047)	(0.071)	(0.127)	(0.052)
LNstaff	0.182	－0.599	－0.697	－0.754**
	(0.321)	(0.321)	(0.354)	(0.156)
_cons	5.547	－4.576	－4.343	－6.392**
	(3.760)	(3.196)	(3.696)	(1.536)
N	9	9	9	9
R^2	0.996	0.990	0.987	0.998

注：***、**、*分别代表显著性水平1%、5%和10%，括号中是标准误。

对于政府公共卫生功能性支出的主要两部分即医疗卫生服务和医疗保障来说，从回归系数上来看，医疗卫生服务呈现出对城乡健康公平水平的正向影响作用，在10%的显著水平上，人均医疗卫生服务每增长1%，城乡健康公平的差距缩小0.178%，即城乡健康公平水平预期上升0.178%。另外，对于政府公共卫生支出——医疗保障来说，从回归系数上来看，呈现出对城乡健康公平的正向影响作用，但其影响并不显著，这可能与样本数量过小有关。

对于政府公共卫生功能性支出的另外两部分来说，人均行政管理事务支出系数为正，但未通过显著性检验，人均人口与计划生育事务支出通过10%的显著性检验，且从系数上看，人均人口与计划生育事务支出每增长1%，城乡健康水平的差距缩小0.222%。

四　本章小结

本章在对政府卫生投入结构进行界定的基础上，首先对中国政府卫生支出的结构进行了测度和分析。结果显示，中国政府卫生支出的功能结构中，医疗保障支出占比持续加大，医疗卫生服务支出占比不断下降，而行政管理和人口计划生育支出占比基本稳定；政府卫生支出的区域结构中，中央政府及地方政府卫生事业费支出都趋于上涨，但是从所承担的比例来看，在不计算中央转移支付的条件下，中央政府承担卫生事业费比例从 2007 年的 1.72% 一直下降到 2015 年的 0.71%，而与此同时，地方政府承担比例稳步增加，几乎承担了绝大部分的卫生事业费。区域政府卫生支出差距较大，东部经济发达地区，如北京、上海、天津、浙江等省份人均政府卫生支出较高，而中西部经济欠发达地区其人均政府卫生支出则水平较低。城乡之间的公共卫生支出存在严重的分配不均，政府对城市卫生的投入，不论从总量还是人均看，都远远高于农村。

　　本章的实证分析部分首先对全国层面 30 个省（自治区、直辖市）利用 OLS、静态面板模型、动态面板模型进行分析研究，在动态面板模型中充分考虑了模型内生性问题，利用一阶系统 GMM 方法引入相关变量滞后项进行了研究，结果表明，从全国层面看，三种方法结果基本一致：各地方政府卫生支出占全国的比重越大越有利于缩小城乡之间健康水平的差距。除此之外，本书继续划分了沿海与内陆两个区域对其进行研究，结果表明，沿海地区与内陆地区结果有所差异，在沿海地区，单纯的地方政府公共卫生支出比重的增加并不能帮助该地区城乡居民健康水平差距的缩小，因此，该地区居民健康水平的提升应该依靠地方政府公共卫生支出的供需结构调整以及地方政府对公共物品供给的把控；与此相反，内陆地区地方政府公共卫生支出比重的增加对该地区城乡居民健康水平差距的缩小依然有正的影响作用，这与全国层面的结论基本一致。在省市与沿海内陆区域面板数据分析的基础上，本书继续将地方政府公共卫生支出按其功能性支出划分为：医疗卫生服务、医疗保障、行政管理事务、人口计划生育事务四项支出，分别探讨各部分的支出对居民健康的影响。回归结果表明，政府公共卫生支出中医疗卫生服务支出呈现出对城乡健康水平的正向影响作用；医疗保障支出呈现出对居民健康水平的正向影响作用但影响并不显著；人均行政管理事务支出对城乡居民健康公平的影响为正，但未通过显著性检验；人均人口与计划生育事务支出对城乡居民健康公平的影响显著为正。

第六章　政府卫生投入方式对城乡健康公平的影响

政府卫生投入对城乡健康公平影响，除了投入规模、投入结构以外，还有投入方式。投入方式体现了政府卫生投入的路径和模式，是投入体制机制的集中体现，对城乡健康公平具有直接而深入的影响。

一　政府卫生投入方式对城乡健康公平影响的理论分析

政府卫生投入方式主要有"补供方"和"补需方"以及直接投入三种方式："补供方"是指政府通过专项及人员经费等形式，对医疗卫生机构进行直接预算拨款，来进行医疗基础设施投资，承担起运转经营的部分或全部成本，同时这些机构按政府的要求对患者提供低价和某些免费的医疗服务；"补需方"是政府对患者购买医疗卫生服务进行支付和补偿的方式，主要包括医疗保障投入和医疗救助的投入等；直接投入主要是指政府对各级医疗管理部门管理经费的投入以及医疗卫生教育事业等方面的投入，这些投入在政府卫生职能部门和相应教育部门，也直接由政府和教育相关部门使用。直接投入是一种相对常规的稳定性的基础性投入，针对的是政府部门本身的运行，在整个政府卫生投入中占比不大，对城乡健康公平影响也不直接。"补供方"和"补需方"是政府面对社会卫生进行投入的两种基本方式，也是问题比较多和调节空间较大，需要深入探讨的方式，同时对城乡健康公平影响比较直接、比较重大，因此，本章将主要探讨这两种基本投入方式对城乡健康公平的影响机制和影响效应。

（一）"补供方"投入方式对城乡健康公平的影响机制

在"补供方"方式中，政府主要通过医疗机构的作用，去推进健康公平的政策目标。其主要作用机制：一是通过投入医疗卫生的基础设施，提高医疗供给水平，为推进城乡健康公平提供必要条件。推进城乡健康公平的前提条件，就是需要有必要的医疗卫生条件，有比较有效地服务于城乡健康公平的各层次医疗机构和医务人员、医疗信息网络系统等。推进城乡健康公平的医疗卫生条件，具有公共品的性质，不可能通过市场提供有效供给，需要政府进行投入。而政府不是医疗专业部门，不可能直接去提供医疗服务供给，只能通过委托代理方式，将经费投入到医疗机构和部门，然后由它们来为居民提供有效的医疗服务产品。二是通过健全投入机制，对投入进行政策引导、约束和激励，促进医疗机构积极参与推进城乡健康公平的行动。如在对医疗机构的投入中，规定医疗机构必须承担相应的促进城乡健康公平的医疗健康责任和义务，主要包括对农村医疗卫生和公共卫生基础设施投入的支持，对农村医疗卫生人员的培训，常态化的农村医疗卫生的巡诊等。

"补供方"的方式是必要的，没有这种投入，缺乏有效的医疗卫生供给，就不可能解决农村缺医少药的状况，推进城乡健康公平就是一句空话。特别是长期以来，中国农村的医疗卫生供给相对缺乏，更需要通过补供方的方式，来全面提升农村的医疗卫生供给水平。在一定时期内，政府医疗卫生投入采取以

"补供方"为主的模式，也是必要的，因为只有这样，才能够尽快解决缺医少药的医疗市场格局，也才能为改善农村的医疗卫生条件，推进城乡健康公平，创造必要前提。同时，从投入成本来看，投入供方，投入对象相对较少，投入程序较简单，交易成本较低。从博弈的角度看，医疗机构从政府获取投入的能力和条件，也远远大于居民和患者，政府投入"补供方"长期大于补需方也就是必然结果了。

"补供方"的投入方式是必要的，也在一些方面具有一定优势，但存在的问题也是明显的。一是"补供方"投入的效率不一定最好，甚至可能低效。主要在于"补供方"的投入缺乏一种有效的投入评价和约束机制，来保障投入的配置和利用效率。这种"补供方"如何投、投在哪儿、投多少，实际上主要依据的是政府相关管理部门的规划、评估和医疗机构的争取，在这里，市场机制难以有效发挥作用，计划机制又难以避免信息不对称的干扰，这就造成投入资源的配置可能偏离真实社会需求，导致低效率。特别是这里的资源配置受权力影响很大，不可避免会产生权力寻租行为，导致配置无效率，甚至滋生腐败。二是"补供方"不一定能达成促进健康公平的政策目标。即使我们假定，政府补供方的投入对医疗机构是有效率的，但也不一定能保证其可以达成公平的政策效应。由于存在信息不对称及其受评价、监督成本的约束，医疗机构可能对政府投入采取机会主义行为，只利用投入来追求自己利益最大化，而不去兑现政府投入有关健康公平的政策目标，不去履行对健康公平的责任。特别是推进城乡健康公平的行为与医疗机构自身的效率是存在矛盾的，加大对农村医疗的支持力度成本高，效率低，这就可能使得相关医疗机构在推进健康公平方面不作为或虚假作为，导致政府投入的健康公平政策目标落空。

要保障"补供方"投入有效去推进城乡健康公平，就必须健全相应的投入和保障机制。其中最主要的是，要把政府监管与市场机制有效结合起来，政府投入应该明确目标和任务，确定相应的奖惩机制，使医疗部门只能通过推进健康公平包括城乡健康公平的工作去获得自己的利益。

（二）"补需方"投入方式对城乡健康公平的影响机制

"补需方"就是政府投入资金补助给有医疗健康需求的患者。"补需方"也有直接"补"和间接"补"的不同方式，直接补就是政府自己为患者的医疗费付费，过去的公费医疗就是直接补的方式。但在现有条件下，政府不可能全额承担全民的所有医疗费用，只能部分补助。在这种情形下，直接补助的方式就需要对每一个患者的医疗状况去进行辨识、确认，要去防范各种可能的不当获取医疗费用的机会主义行为，交易费用很高，且可能造成补助的不公平。因此，政府对患者的补助，一般采取间接补助的方式，就是补助医疗保险，政府按一定额度和比例来补助每一位居民医保存缴，同时，强制性规定企业、事业和政府机关为每一位员工存缴一定比例的医保资金，政府则通过税费减免和拨付等方式来补助各相关单位，其中，政府和事业单位经费主要来源于政府，因此实质上还是政府出钱来缴存医疗保险。这种方式的优势：一是公平，政府公平地为每一位公民提供医疗保障经费；二是政府医疗补偿的交易成本大大降低。此外，针对特殊情况，政府还设立医疗救助基金，对遭受重大灾难性疾病或贫困人口的病患进行特别补助，弥补一般医保难以保障的问题。

相对于"补供方"的方式，"补需方"方式对城乡健康公平的影响应该是更为积极和有效的。在这种机制下，政府可以通过调整城乡医疗保障补助的比例，加大医疗健康救助的力度，直接有效推进城乡健康公平。它也有利于规避"补供方"产生的医疗机构的机会主义行为，降低委托代理成本，降低政府卫生投入的管理成本。但"补需方"方式对城乡健康公平的促进作用的实现，也依赖于政府卫生投入的理念和投入结构的优化。由于政府卫生投入的资金还是比较稀缺的，这就需要在各种投入之间进行优化配置。政府卫生投入的目标是多重的，城乡健康公平仅仅是其目标之一。政府把健康公平的目标放在什么位置上，如何来分配城乡的卫生投入，受很多现实条件制约，也是比较复杂的。应该说，在改革开放以来相当长一个时期，政府医疗保障的支出存在重城市轻农村的倾向，政府向城市居民的医疗保障补助额度和医疗费用的报销比例，都远远高于农村。这种状况在最近十余年来逐步改变，现在农村居民医保报销水平逐步接近甚至大致上达到了城市居民水平，而农村居民个人医保的投入，又远远低于城市居民。因此，"补需方"的政府卫生支出方式在推进城乡健康公平的成效上越来越显著。

（三）"补供方"与"补需方"协调推进城乡健康公平的机制

以上我们分别探讨了政府卫生投入"补供方"和"补需方"方式对城乡健康公平的影响机制，实际上，单纯的"补供方"或"补需方"模式都是不可行的，也是不存在的，现实中的政府卫生投入方式，都必然同时存在"补供方"和"补需方"，所以，真正的问题在于，二者之间如何协调平衡，应该选择"补供方"主导还是"补需方"主导的模式，去推进城乡健康公平。

其一，"补供方"和"补需方"应该相对平衡。城乡健康公平的推进，既依赖于医疗卫生供给的充足和供给条件的完善，也依赖于现实需求能力的提高和需求条件的改善，因此，政府投入必须兼顾对医疗卫生部门的投入，改善和健全医疗卫生设施，特别是改善农村医疗卫生设施，优化医疗卫生人员，提高其技术水平，为城乡健康公平提供良好的医疗卫生基础条件。同时，要通过提高政府医保投入改善患者特别是农村患者医疗支出的报销比例，加大对弱势群体的医疗救助力度，帮助解决居民健康和医疗的需要。只有兼顾二者之间的协调平衡，才能为推进城乡健康公平创造良好的条件。

其二，"补供方"与"补需方"主导机制的抉择。政府卫生投入需要兼顾"补供方"和"补需方"，但这种兼顾并不是说二者完全均等分配，实际上，在兼顾的基础上总是有一种方式占主导地位，这既是优化配置政府卫生资源的需要，也是现实条件所制约和决定的。那么，在什么条件下，"补供方"或"补需方"应该占主导地位？首先，受医疗市场供求关系决定。当医疗市场需大于供时，政府卫生投入应该以"补供方"为主，通过政府的大力资助，改善医疗卫生条件，扩大医疗供给，来满足患者的需求，缓解"看病难""看病贵"的问题，从而为城乡健康公平的推进提供良好的条件。当医疗市场供大于需时，政府的卫生投入应该以"补需方"为主，通过政府补助、补贴和救助，直接提高居民利用健康服务和患者就医的能力。这种"补需方"为主的方式，不仅直接缓解了居民就医治病的困难，有利于促进健康公平；也有利于医疗部门缓解过剩供给，尽可能出清医疗供给产品，提高供给效率。其次，哪一种方式为主导，还受不同社会发展阶段和政府政策取向影响，一般说来，在追求效率优先的阶段和政策目标下，"补供给"会成为主导选择，在追求公平优先战略及其政策目标下，"补需方"会成为主导选择。回顾改革开放以来，中国政府卫生投入方式逐步由"补供方"为主，到"补需方"为主的转变过程，证明以上逻辑机制是正确的，也说明在当前，中国进入推进共同富裕和城乡协同发展新阶段，应该确立"补需方"为主的战略和模式。

其三，"补供方"和"补需方"都存在一个适度或最优空间。以上分析表明，应该兼顾"补供方"与"补需方"，并依据不同条件选择"补供方"主导或"补需方"主导的模式。同时，不论哪一种情况，都涉及一个适度的比例问题，也就是做

"补供方"或"补需方"都有一个适度的问题。这种适度,一是宏观上,相对于经济社会发展水平,政府医疗健康的补助水平的适度。二是"补供方"与"补需方"的适度。本节研究涉及的主要是第二方面的适度问题,也就是怎样适度地"补供方"和"补需方"最有利于推进城乡健康公平。一般说来,这是一个供求均衡问题,从"补供方"来看,所谓适度,就是"补供方"既能促进医疗卫生部门的有效供给,满足居民医疗健康需求,又不降低居民在一定条件下的医疗需求能力;"补需方"既能够尽可能满足一定条件下的居民健康需求,并适应健康供给的基本状况,又不影响医疗部门的有效供给。

二 政府投入方式的现状分析

(一) 政府投入方式的基本情况①

2009 年,中共中央、国务院印发《关于深化医药卫生体制改革的意见》,明确指出"中央政府和地方政府都要增加对卫生的投入,并兼顾供给方和需求方"。兼顾供给方的卫生投入方式称为"补供方"投入方式,指的是对公共医疗机构的资金投入;兼顾需求方的卫生投入方式被称为"补需方"投入方式,指的是对社会基本医疗保险与医疗救助的投入。如表 6.1 所示,2007—2015 年,中国"补供方"金额从 1157.57 亿元上涨到 4303.69 亿元,年均增长为 30%。中国"补需方"金额从 360.94 亿元上涨到 4166.77 亿元,年均增长为 117.16%。2010年前,中国政府投入方式从投入规模上以"补供方"为主,但

---

① 本章节中数据来源:城镇居民医疗保险、新型农业合作医疗支出是通过手动收集各省份相关的个人参保资费中政府补贴部分乘以参保人数估算所得。其他相关数据均来自 EPS 全球统计数据/分析平台、《中国统计年鉴》《中国城市统计年鉴》《中国县域统计年鉴》《中国农村统计年鉴》及《中国人口统计年鉴》和各省份历年统计年鉴等。

中国政府利用财政补助持续强化"补需方"的力量，"补需方"投入规模的增长速度远远大于"补供方"，2010 年，"补需方"投入规模超过了"补供方"投入规模，之后两种投入方式增长速度较为接近。2009 年，中央政府通过的《中共中央国务院关于深化医药卫生体制改革的意见》（中发〔2009〕6 号）明确了基本医疗保障等项目为新增政府投入的重点，说明政府投入方式将由"补供方"逐步转化为"补需方"投入方式。"补需方"投入规模的迅速扩大一方面是由于社会基本医疗保险参与人数的普及，例如社会基本医疗保险中城镇居民医疗保险参保人数由 2007 年全国总计 0.4 亿人增加到 2015 年的 3.77 亿人，另一方面来自对社会基本医疗保险人均财政补贴的提升，例如城镇居民医疗保险中政府补贴部分由 2007 年人均补贴 45 元增加到 2015 年人均补贴超过 400 元。随着"补供方"与"补需方"两种投入方式规模的扩大，公共医疗机构能更好地提供医疗服务，同时也减轻了城乡居民医疗费用负担。但是政府资金往往是有限的，对于健康公平而言，"补供方"与"补需方"将如何影响健康公平是本章探究的一个重点问题，以及由于各省份的市场环境不一，对于"供方"市场或者"需方"市场，两种投入是否存在一个最优的投入比例，也将是本章需要进行讨论的重要问题。

表 6.1　2007—2015 年我国"补供方"与"补需方"财政补贴　（单位：亿元）

年份	补供方	补需方
2007	1157.57	360.94
2008	1013.90	778.23
2009	1327.99	1279.13
2010	1660.91	1730.07
2011	2276.07	2269.19
2012	2700.98	2809.15

年份	补供方	补需方
2013	3120.99	3341.64
2014	3485.08	3671.82
2015	4303.69	4166.77

（二）"补供方"现状分析

表6.2是中国30个省（自治区、直辖市）（由于数据可得性原因，缺少了西藏相关数据）2007年、2015年"补供方"投入方式的金额。所有的省份在本书研究区间内，金额存在大范围的增长，其中增长规模前三名的省份是广东省、江苏省、浙江省，增长金额分别是320亿元、210亿元、194亿元；而增长金额较少的省份是宁夏、青海、海南，分别为21亿元、29亿元、34亿元。从2007—2015年各省份"补供方"投入金额变化中发现，增长规模较大的省份大部分位于东部沿海地区，增长规模较小的基本为西部地区。"补供方"投入方式在不同省份存在差异主要因为以下几点：第一，"补供方"投入方式的政府补助包含两部分，一部分为中央划拨的资金，一部分为地方政府划拨的资金，由于不同地区之间的经济发展状况存在差异，对于东部沿海、经济发展较好的省份，各级政府财政往往有较强的实力进行"补供方"医疗投入，而欠发达地区由于当地财政相对而言较低，所以在"补供方"的医疗投入中补贴较低。第二，由于不同地区间的医疗发展基础不一，对于城乡居民而言，往往更愿意前往医疗服务更优质的地区就医，欠发达地区由于医疗基础设施落后，缺乏技术、设施、人才等因素，提升整体医疗水平需要较大的成本，而发达地区由于存在较好的医疗基础设施，能更好地满足居民的就医需求，所以政府往往在发达地区投入较大规模的资金。虽然该种投入方式提升了财政的使用效率，却会对不同地区之间的健康公平带来不利的影响。

表6.2　　　　　　　2007、2015年各省份"补供方"财政补贴　　（单位：亿元）

省份	2007年	2015年	省份	2007年	2015年
北京	77.02	248.88	河南	23.48	147.57
天津	21.63	76.33	湖北	34.55	148.28
河北	29.66	130.42	湖南	52.17	136.56
山西	61.01	116.28	广东	68.94	388.52
内蒙古	20.20	113.48	广西	23.18	133.43
辽宁	23.99	87.64	海南	6.08	40.07
吉林	35.26	113.67	重庆	14.30	100.44
黑龙江	88.40	122.51	四川	49.92	227.82
上海	43.14	191.42	贵州	24.58	98.21
江苏	45.31	253.13	云南	28.09	154.51
浙江	57.40	251.15	陕西	18.40	129.73
安徽	34.90	125.87	甘肃	61.24	97.80
福建	43.15	129.09	青海	14.63	35.52
江西	55.30	108.32	宁夏	6.60	35.48
山东	46.57	227.59	新疆	48.32	133.84

（三）"补需方"现状分析

2002年10月，中国明确提出各级政府要积极引导农民建立以大病统筹为主的新型农村合作医疗制度，2007年，79个城市试点建立了城镇居民基本医疗保险，主要覆盖城镇非就业居民，这两类医疗保障资金来源主要通过政府补贴加上个人缴纳共同组成，其中政府补贴金额是"补需方"投入方式的主要部分。到2015年，中国新农合覆盖人口6.7亿，城镇居民医保覆盖人口3.7亿，通过"补需方"投入方式享受到医疗保障补贴人口超过10.4亿，超过全国人口的75%。表6.3是中国30个省市自治区（由于数据可得性原因，缺少了西藏相关数据）2007年、2015年"补需方"投入方式的金额。所有的省份在本章研究区间内，金额存在大范围的增长，其中增长规模前两名的省份是河南省、广东省，在 9 年时间内分别增加了 344 亿元、227 亿元。由于"补需方"投入方式主要通过新型农村合作医疗、城乡居民医疗保险以及医疗救助进行补助，参保人数越多，该地区所需要的"补需方"投入金额越大，河南省是中国人口大省，投入了较多"补需方"财政补贴。而广东省人口流动较大，在当地参保人数较多，所以投入了较多"补需方"财政补贴。

经过了长期的改革与发展，中国目前基本形成了覆盖全民的基本医疗保障体系，涉及区域逐渐扩大，财政补贴金额和筹资水平逐年增长，2007 年，在《国务院关于开展城镇居民基本医疗保险试点的指导意见》中规定，对于城镇居民基本医疗保险试点地区，政府每年按不低于人均 40 元给予补助。到 2015 年，国家已经大幅提高居民医疗保障财政补贴标准，达到了人均 380 元，其中，部分经济较为发达地区的医疗保障财政补贴大大高于全国平均水平，例如北京达到了人均 1000 元，上海达到了人均 1120 元。"补需方"投入方式缓解了城乡居民的医疗资金压力，有效地提升了全民健康水平，但是由于传统的城乡二元经济结构、制度设计的差异和行政管理的地方化，"补需方"投入方式呈现"碎片化"特征，主要体现在地区分割、城乡分割、人群分立和管理分散等方面，从而导致了效率和公平的缺失。

表6.3　　　　　2007、2015 年各省份"补需方"财政补贴　　　（单位：亿元）

省份	2007 年	2015 年	省份	2007 年	2015 年
北京	11.29	43.17	河南	25.82	369.51
天津	1.76	38.98	湖北	15.28	199.65
河北	18.16	207.94	湖南	18.61	251.43
山西	8.73	98.12	广东	18.44	245.90
内蒙古	5.66	71.18	广西	11.82	180.17

续表

省份	2007 年	2015 年	省份	2007 年	2015 年
辽宁	8.33	100.18	海南	2.19	27.71
吉林	6.04	85.61	重庆	8.71	109.33
黑龙江	7.07	87.40	四川	24.42	225.03
上海	6.11	46.79	贵州	11.27	149.12
江苏	25.02	218.96	云南	13.28	155.50
浙江	14.57	127.81	陕西	11.10	131.22
安徽	17.39	235.31	甘肃	9.00	89.81
福建	9.18	117.58	青海	1.79	7.29
江西	16.16	183.89	宁夏	1.97	22.85
山东	26.04	274.72	新疆	5.73	64.61

（四）"补供方"与"补需方"的变化分析

图 6.1 所示是中国"供""需"比例变化，从图中可以看出，中国"供""需"比例在 2007—2008 年间迅速下降，2007年"补供方"金额是"补需方"金额的 3 倍多，2008 年下降到了 1 倍多，在 2010 年"补需方"金额第一次超过了"补供方"金额，之后稳定在 1 倍左右。从 2007 年开始，中国着重提高了"补需方"的补贴程度，一方面是由于城镇居民医保政策的推行以及新型农村合作医疗的补贴力度加大，需要投入大量的政府补贴，另一方面由于"供方"市场逐渐趋于饱和，补贴效果有限，造成了中国"供""需"比例的变化。

表 6.4 所示为 2007—2015 年中国各省份"供""需"比例变化率，如表所示，所有的省份（西藏自治区因数据原因缺失）"供""需"比例变化率都为负数，意味着中国各省份都由"补供方"向"补需方"进行转换。其中东部变化率超过 0.8 的只有一个直辖市天津，中部变化率超过 0.8 的有 4 个，包括山西、内蒙古、吉林、黑龙江。西部省份变化率超过 0.8 的省份只有

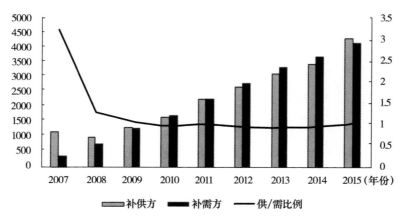

图 6.1　全国"供""需"比例变化分析

甘肃。这说明由"补供方"向"补需方"进行转化程度最深的地区主要在中部地区，其次为西部和东部地区，"补供方"向"补需方"转化程度表现出极强的区域差异。一方面可能由于不同地区经济发展的因素，"补供方"与"补需方"对城乡居民医疗的影响会发生变化，政府根据自身的财政状况，选择不同程度地由"补供方"向"补需方"转变。另一方可能由于市场因素，由于长期的"补供方"政策，一些地区的医疗供方市场已经相对饱和，资金利用的边际效应降低，所以提高"补需方"投入方式规模，平衡了医疗服务市场中的供求关系。同时，在"供""需"比例变化率较大的省份旁，存在一些"供""需"比例变化率较小的省份，例如天津、山西、甘肃属于高变化率的省份，但是周边北京、陕西、青海属于变化率较小的省份，说明"供""需"比例可能存在着一定的空间溢出效应。这是因为居民通常会选择更优质的医疗供给地区进行医疗服务，如果周边存在较好的医疗服务机构，居民通常会放弃在当地进行医疗服务，这种行为会导致当地的医疗市场供大于求，从而影响不同地区间的城乡健康公平。

表 6.4　　2007—2015 年各省份"补需方""供""需"比例变化率

东部	变化率	中部	变化率	西部	变化率
天津	-0.84	山西	-0.89	甘肃	-0.84
福建	-0.77	内蒙古	-0.83	新疆	-0.75
辽宁	-0.70	吉林	-0.83	贵州	-0.70
河北	-0.62	黑龙江	-0.81	广西	-0.62
广东	-0.58	安徽	-0.77	宁夏	-0.54
山东	-0.54	江西	-0.73	云南	-0.53
浙江	-0.50	河南	-0.67	四川	-0.50
海南	-0.48	湖北	-0.56	重庆	-0.44
上海	-0.42	湖南	-0.55	陕西	-0.40
江苏	-0.36			青海	-0.40
北京	-0.15				

三　政府卫生投入方式对城乡健康公平影响的实证研究

（一）模型设定与变量选取

在前文分析基础上，为考察政府投入方式对城乡健康公平的影响，本节构建了如下基准模型：

$$Health_{it} = \alpha * supply_{it} + \beta X_{it} + u_{it} \qquad 模型 6.1$$

$$Health_{it} = \alpha * demand_{it} + \beta X_{it} + u_{it} \qquad 模型 6.2$$

$$Health_{it} = \alpha * ratio_{it} + \beta X_{it} + u_{it} \qquad 模型 6.3$$

模型 6.1、6.2、6.3 分别检验政府投入方式"补供方""补需方"以及"供需"投入比例对城乡健康公平的影响，其中 $Health_{it}$ 代表 i 省第 t 年的城乡健康公平指数，$supply_{it}$ 代表 i 省第 t 年的政府健康投入中"补供方"资金投入，$demand_{it}$ 代表 i 省第 t 年的政府健康投入中"补需方"资金投入，$ratio_{it}$ 代表 i 省第 t 年的政府健康投入中"补供方"与"补需方"资金投入比例。

X_{it} 为控制变量集，u_{it} 为方程残差。

空间外溢理论认为一个城市发展对周边城市存在溢出效应，本节通过建立空间反距离矩阵，对城乡健康公平、"补供方"政府投入、"补需方"政府投入、"供需"投入比例进行空间自相关检验，结果如表6.5所示，发现城乡健康公平、"补供方"政府投入、"补需方"政府投入存在显著的空间自相关，说明城乡健康公平、"补供方"政府投入、"补需方"政府投入存在很强的空间溢出效应。

表6.5 主要变量空间自相关检验结果

变量名称	空间自相关系数	P 值
health	0.349	0.00
supply	0.426	0.00
demand	0.398	0.00
ratio	0.227	0.37

因此，本节在模型6.1、模型6.2基础上，建立空间杜宾模型研究"补供方""补需方"政府投入方式对城乡健康公平的影响。

$$Health_{it} = \rho W * Health_{it} + \alpha * supply_{it} + \sum \beta X_{it} + \theta W (supply_{it}) + \sum \beta X_{it} + \alpha_i + \gamma_t + u_{it}$$

$$Health_{it} = \rho W * Health_{it} + \alpha * demand_{it} + \sum \beta X_{it} + \theta W (demand_{it}) + \sum \beta X_{it} + \alpha_i + \gamma_t + u_{it}$$

ρ 和 θ 分别为空间被解释变量滞后回归系数、空间解释变量滞后回归系数，W 为 $n \times n$ 阶空间反距离权重矩阵，γ_t 表示时间固定效应，α_i 表示地区固定效应。

反距离空间权重矩阵 W 为：

$$W_{ij} = \begin{cases} 1/d_{ij} & i \neq j \\ 0 & i = j \end{cases} \tag{6.1}$$

其中，d_{ij} 是根据经纬度计算的两地之间的距离，$i \neq j$ 时，权重为距离的倒数，$i = j$ 时，权重为 0。

（二）主要变量描述及数据来源说明

1. 被解释变量

城乡健康公平（health）：本书采用熵值法建立了相应的城乡健康公平的衡量体系，具体见第二章。

2. 解释变量

政府"补供方"投入方式（supply）："补供方"指的是政府直接面向医疗服务供给方（公立医疗机构）的财政投入。因此，"补供方"数据采用医疗机构的财政补贴收入。

政府"补需方"投入方式（demand）："补需方"实质上是直接向医疗服务的需求方发放补贴。所以，依据《医药卫生体制改革近期重点实施方案（2009—2011 年）》（国发〔2009〕12 号），"补需方"资金流向主要包括新农合医疗保险、城镇居民医保补贴以及医疗救助。因此，"补需方"的资金构成是政府资助参加医疗保险、合作医疗支出以及直接医疗救助支出三者之和。

政府投入方式比例（ratio）：政府健康投入中"补供方"与"补需方"资金投入比例。

$$\text{ratio}_{it} = \frac{\text{supply}_{it}}{\text{demand}_{it}} \tag{6.2}$$

3. 控制变量

人均 GDP（pgdp）：衡量该地区的经济发展水平。一般而言，一地区的经济发展水平越高，该地的医疗条件越好，城乡健康公平水平越高。

固定资产投资比重（inv）：全社会固定资产投资总额占GDP 比重表示，衡量该地区全社会固定投资水平。目前中国所投资的固定资产多为公共服务型设施，固定资产投资比重越高，城乡健康设施条件越好，城乡健康公平水平越高。

市容环卫专用车辆设备总数（sv）：用以衡量当地公共卫生水平。

受教育水平（edu）：教育和健康作为人力资本的最重要部分，其互补关系引起了经济学家的高度关注，研究表明，教育显著提高了中国老年人的健康水平和存活率，尽管来自不同收入层次家庭的子女可能初始能力没有太大差距，但是后期的教育选择却可以使其人力资本以及与之匹配的健康水平产生巨大差距。计算方式为：受教育水平 =（小学文化程度人口数 * 6 + 初中 * 9 + 高中 * 12 + 大专及以上 * 16）/ 六岁以上抽样总人口。

进出口总额占 GDP 比重（open）：衡量该地区的贸易开放程度。一地区的贸易开放程度越高，意味着该地区越容易引入全球范围内的医疗技术，越能提升健康服务水平，进而提高城乡健康公平。

4. 数据来源及描述

本章采用 2007—2015 年各省份面板数据，政府投入方式相关变量中，补供方数据来自政府直接面向医疗服务供给方（公立医疗机构）的财政投入，补需方的数据来自以政府资助参加城镇居民医疗保险、新型农业合作医疗支出以及直接医疗救助支出三者之和，其中城镇居民医疗保险、新型农业合作医疗支出通过手动收集各省份相关的个人参保资费中政府补贴部分乘以参保人数估算所得。其他相关数据均来自 EPS 全球统计数据/分析平台、《中国统计年鉴》《中国城市统计年鉴》《中国县域统计年鉴》《中国农村统计年鉴》《中国人口统计年鉴》和各省历年统计年鉴等，相关变量的描述性统计如表6.6所示。

表6.6　　　　　　　　　　　变量的描述性统计

变量	含义	样本量	均值	方差	最小值	最大值
health	城乡健康公平	270	0.664	0.0943	0.354	0.903
health1	健康状况	270	0.627	0.170	0	1
health2	健康服务	270	0.618	0.163	0	1
health3	筹资公平	270	0.795	0.183	0	1
supply（百亿元）	补供方	270	0.77952	0.57364	0.06	3.89
demand（百亿元）	补需方	270	0.75581	0.673292	0.02	3.70
ratio	供需投入比例	270	1.773278	1.870764	0.36	12.50
pgdp	经济发展水平	270	10.42	0.548	8.841	11.59
inv	固定资产投资	270	0.694	0.209	0.253	1.328
sv	环卫车辆数	270	7.884	0.831	5.472	9.566
edu	受教育水平	270	8.749	0.904	6.785	12.03
open	贸易开放度	270	0.319	0.379	0.0362	1.630

　　如表6.6所示，在样本内，政府两种医疗投入方式"补供方"与"补需方"均值差距较小，方差较大，说明两种投入方式在不同时期和地区表现出较大的差异。例如在"补供方"投入方式中，2007年北京市政府投入财政补贴77亿元，2015年增加到248.88亿元，而同期河北省政府只投入了130.42亿元。在"补需方"投入方式中，2007年山西省共投入财政补贴8.72亿元，2015年增加到98.1亿元，同期浙江省为127.81亿元。而通过"供需"投入比例发现，"补供方"的财政投入大于"补需方"财政投入，但同样表现出较大方差，说明两种投入方式的比例在不同时期和地区的变化程度较大。例如辽宁的"供需"投入比例在2007—2015年期间由2.88变化到了0.87，上海则由7.06变化到了3.5。从全国整体趋势中发现，各省份存在逐渐减少"补供方"医疗投入方式，增加"补需方"医疗投入方式的行为。

（三）基准分析

1. "补供方"效应的分析

为了检验政府投入方式"补供方"对城乡健康公平的影响，利用本节模型 6.4 进行实证回归，空间杜宾模型回归结果分为直接空间效应与间接空间效应两个方面，直接空间效应指的是自变量对本地因变量的影响，间接空间效应是指自变量对周边因变量的影响。表 6.7 为"补供方"直接效应实证结果与间接效应实证结果。由于在该模型中，省份内部随时间变化的量相比较于省份之间差距要小，时间固定的实证结果比个体固定、双固定的结果要差，不控制个体只控制时间会大大降低模型的拟合程度。综上所述，在下文的分析中，将只会讨论和报告个体固定和双固定的实证结果。

如表 6.7 所示，政府"补供方"投入方式对城乡健康公平的影响显著为负，说明"补供方"投入不利于城乡健康公平，不仅不利于本地的城乡健康公平，同样也会对周边地区产生负向的空间溢出效应。政府"补供方"的医疗投入主要对象为各种医疗机构，对于医疗机构而言，往往越发达的地区医疗需求越多，对高精尖的技术、设备、人才等需求也越多，这类医疗机构拥有良好的发展前景，往往容易获取资金的支持。对于政府而言，欠发达地区由于缺少医疗基础设施，缺少技术和人才，财政投入的边际效应较低，为了更好地满足大多数人的医疗需求，促进地方尖端医疗发展，帮助医疗技术攻克疑难杂症，提升整体的医疗水平，政府部门也更倾向于向发达地区提供较大的财政补贴。所以，在现有条件下，政府"补供方"投入方式不利于城乡健康公平。

相关控制变量中，人均 GDP（pgdp）无论是直接效应还是间接效应都对城乡健康公平产生了正向的影响，说明地方的经济发展不仅能影响到当地的城乡健康公平，还会对周边地区的城乡健康公平产生影响。对外开放程度直接效应和间接效应中双固定模型表现出95%置信区间的负向显著，说明本地区的对外开放程度将对本地与周边的城乡公平产生不利的影响，对外开放程度越高的地区，越容易引进国外的先进的医疗技术、设备和人才，由于先进医疗的使用必须得有较好的医疗基础，导致从国外引进的先进医疗资源优先分配给了医疗基础更好的地区，同时，医疗基础更好的地区也具有经济实力引入国外的高水平医疗资源。所以贸易越发达的地区，城乡健康公平程度越低，在经济和技术外溢性的情况下，对周边地区的城乡健康公平也产生了显著的影响。

表6.7　　　　　　"补供方"投入方式对城乡健康公平的影响

	直接效应		间接效应	
	个体固定	双固定	个体固定	双固定
supply（百亿元）	− 0.0213 **	− 0.0177 **	− 0.0613 **	− 0.0354
	（ − 2.49）	（ − 2.02）	（ − 2.07）	（ − 0.81）
pgdp	0.06414 **	0.0583 **	0.1356 **	− 0.0020
	（2.24）	（2.23）	（2.55）	（ − 0.01）
inv	− 0.0159	− 0.0125	− 0.1004	0.1513
	（ − 0.48）	（ − 0.54）	（ − 1.27）	（1.11）
sv	− 0.0100	0.0162 *	0.0326	0.1419 *
	（ − 0.44）	（1.71）	（0.42）	（1.68）
edu	0.0138	0.0154	− 0.0037	− 0.0269
	（1.40）	（1.39）	（ − 0.19）	（ − 0.33）
open	− 0.0495 **	− 0.0601 **	− 0.1083	− 0.3442 **
	（ − 1.96）	（ − 2.25）	（ − 1.27）	（ − 2.30）
W * X	YES	YES	YES	YES
R^2	0.73	0.56	0.73	0.56
Observations	270	270	270	270

注：***、**、*分别表示在1%、5%、10%的显著性水平上显著。括号内为t值。

2. "补需方"效应的分析

为了检验政府"补需方"投入方式对城乡健康公平的影响，利用本节模型 6.5 进行实证回归，结果如表 6.8 所示。无论是直接效应或者是间接效应，政府"补需方"投入方式对城乡健康公平存在显著的负向效应，在个体固定效应下达到了 99% 置信区间的显著性，系数为 - 0.0133 和 - 0.1145；在双固定效应下，达到了 95% 置信区间的显著性，系数分别为 - 0.0118 和 - 0.0818。政府"补需方"投入方式将不利于城乡健康公平，这与"补供方"对城乡健康公平的影响结果相似，原因可能存在一定的差异。首先可能是目前政府"补需方"的力度还是不够，不足以从根本上改变政府投入对城乡健康公平的负面效应；其次，政府"补需方"包括对新型农村合作医疗，城镇居民医疗保险以及医疗救助方面的卫生投入，对于居民而言，由于落后地区医疗基础设施薄弱，获得了政府的医疗补贴意味着有能力去享受发达地区的医疗条件，导致了落后地区的医疗需求不足，影响了落后地区特别是农村医疗卫生市场的发展，造成了城乡健康不公平。同时，"补需方"还存在一个补的结构问题，如果补需方的结构不合理，对城市的居民补贴大于农村居民，那就会对城乡健康公平带来负的效应。此外，在城乡医疗基础设施差别很大的条件下，片面注重补需方，可能导致对农村医疗卫生基础设施的投入不足，从而影响城乡健康差距状况的改善。

表6.8　　　　　"补需方"投入方式对城乡健康公平的影响

	直接效应		间接效应	
	个体固定	双固定	个体固定	双固定
demand（百亿元）	- 0.0133 ***	- 0.0118 **	- 0.1145 ***	- 0.0818 **
	（ - 2.45）	（ - 2.11）	（ - 3.35）	（ - 2.40）
pgdp	0.0899 ***	0.0856 ***	0.1845 ***	0.0754
	（3.79）	（3.46）	（4.12）	（0.57）

续表

	直接效应		间接效应	
	个体固定	双固定	个体固定	双固定
Inv	-0.0041	-0.0056	-0.0377	0.0566
	(-0.20)	(-0.26)	(-0.61)	(0.48)
Sv	0.0066	0.0140	0.0020	0.1293*
	(0.79)	(1.54)	(0.04)	(1.73)
edu	0.0121	0.0155	0.0009	0.0110
	(1.25)	(1.44)	(0.06)	(0.15)
open	-0.0256	-0.0356	-0.1567**	-0.3199**
	(-1.08)	(-1.42)	(-2.12)	(-2.47)
W*X	YES	YES	YES	YES
R^2	0.74	0.66	0.74	0.66
Observations	270	270	270	270

注：***、**、*分别表示在1%、5%、10%的显著性水平上显著。括号内为t值。

3. 投入方式的综合效应分析

政府卫生投入不会单独采取某一种方式，而是会同时采取"补供方"与"补需方"方式，因此，现实的政府卫生投入方式对城乡健康公平的影响应该是一种综合效应。为了检验政府综合投入方式效应，本节利用面板模型3进行实证回归，结果如表6.9所示，"供""需"投入比例在个体固定以及双固定效应下表现出了99%和95%置信区间的显著性，影响系数分别为-0.0051和-0.0050。

对比两种投入方式的实证结果，尽管目前对推进城乡健康公平都没有发挥出积极作用，但相对而言，"补供方"比"补需方"对城乡健康公平带来不利的影响更大，也就是说相对而言"补需方"可能还是更有利于城乡健康公平。主要原因可能是，对"补供方"投入的效应，主要体现于医疗服务的优化、设备的升级以及技术的进步，由于受现有医疗机构分布状况、现实需求和投入机制的制约，"补供方"的经费落实在城市医疗卫生机构的会远远大于农村医疗卫生机构，因此，必然对推进城乡健康公平产生负向影响；"补需方"投入方式能直接相对公平地补偿到每一个居民，加上政府医疗救助的投入主要落在贫困的农村居民中，因此，尽管目前由于种种原因还难以完全改变"补需方"过程中事实上的城乡不平等现状，但相对于"补供方"还是更加有利于城乡健康公平。

表6.9　　　　　　　"供需"投入比例对城乡健康公平的影响

	个体固定	双固定
ratio	− 0. 0051***	− 0. 0050**
	(− 3. 39)	(− 2. 70)
pgdp	0. 0858***	0. 0858***
	(5. 88)	(3. 87)
Inv	− 0. 0138	− 0. 0138
	(− 0. 66)	(− 0. 41)
sv	0. 0011	0. 0011
	(0. 12)	(0. 08)
edu	0. 0275***	0. 0275**
	(3. 17)	(2. 63)
open	− 0. 0208	− 0. 0208
	(− 0. 81)	(− 0. 66)
_ cons	− 0. 4566***	− 0. 4566***
	(− 5. 70)	(− 3. 07)
R^2	0. 70	0. 70
Observations	270	270

注：***、**、*分别表示在1%、5%、10%的显著性水平上显著。括号内为t值。

　　现实的政府卫生投入的根本的问题在于，"补供方"和"补需方"二者之间如何匹配是最有利于城乡健康公平的。根据上文分析，为了检验两种投入方式是否存在一个合理的区间或者变化的规律，对模型 6.3 进行门槛效应模型进行分析。门槛变量分别为"供""需"投入比例（ratio）检验两种投入方式的合理区间以及人均 GDP 检验两种投入方式的随市场发展的变化规律，采用单门槛回归模型进行估计。结果如表 6.10 所示。

　　在以"供""需"投入比例（ratio）为门槛变量的模型中，当 ratio 小于 0.6586 时，解释变量 ratio 的系数为 0.0315，在 95% 置信区间内显著，当 ratio 大于 0.6586 时，解释变量 ratio 的系数为 −0.0055，在 99% 置信区间内显著，说明存在一个数值 0.6586，当"供""需"投入比例小于 0.6586 时，会对城乡健康公平产生正向影响，当"供""需"投入比例大于 0.6586 时，会对城乡健康公平产生负向影响。此结果表明，加大"补需方"的投入占比，将"供""需"投入比例调整在一个合理的区间之内，将有利于城乡健康公平。在以人均 GDP 为门槛变量的模型中，当 pgdp 小于 4.61 时，解释变量 ratio 的系数为 −0.0057，在 99% 置信区间内显著，当 pgdp 大于 4.61 时，解释变量 ratio 的系数为 −0.0215，在 99% 置信区间内显著，说明当人均 GDP 大于 4.61 万元时，"供""需"投入比例对城乡健康公平的不利影响会显著增加 4 倍左右。该结果表明，随着经济的发展，增加"补供方"的政府投入方式将会越发降低城乡健康公平，也说明，经济社会越发展，越需要降低"补供方"方式的作用，加大"补需方"方式的作用。由于经济的发展，部分区域在医疗供给饱和的情况下，医疗服务供给已经到达上限，持续地"补供方"财政投入并不能提高医疗机构对医疗服务的供给，在医疗需求不断增加的情况下，造成医疗市场的供需不均衡，对城乡健康公平带来负面影响。

表6.10　　　　　　　　　　门槛效应模型回归结果

变量名	门槛区间	系数值	T统计量	P值
ratio	ratio < 0.6586	0.0315 **	2.15	0.033
	0.6586 < ratio	− 0.0055 ***	− 3.62	0.000
pgdp	pgdp < 4.61	− 0.0057 ***	− 3.85	0.000
	4.61 < pgdp	− 0.0215 ***	− 5.72	0.000

注: *** 、 ** 、 * 分别表示在1% 、5% 、10% 的显著性水平上显著。

（四）　差异化分析

考虑到中国各地经济发展水平和地理位置之间的差异，本书将基准模型6.1、6.2、6.3中各省份划分为东部、中部、西部省份进行分析，其中东部省份包括北京、天津、河北、辽宁、上海、江苏、浙江、福建、山东、广东、海南；中部省份包括山西、内蒙古、吉林、黑龙江、安徽、江西、河南、湖北、湖南、广西；西部省份包括四川、贵州、云南、陕西、甘肃、青海、宁夏、重庆、新疆。

表6.11 是"补供方"政府投入方式（supply）分别对东部、中部、西部省份城乡健康公平影响的实证结果，其中对东部以及中部省份，"补供方"投入方式对城乡健康公平产生显著负面影响，系数分别为 − 0.0327 和 − 0.0217；对于西部省份，"补供方"投入方式并不会对城乡健康公平产生影响。东部、中部、西部省份存在经济上的发展差距，其中东部省份经济发展最优，中部次之，西部地区经济较落后。东部省份由于具有良好的经济基础，医疗配套设施较为完善，医疗供给条件相对饱和，但是优质医疗资源大部分都集中于发达城市，这些优质医疗机构在"补供方"投入方式中往往会得到更大的补贴，对东部省份的城乡健康公平带来不利的影响。中部省份相比于东部省份，经济发展程度较低，所以在"补供方"投入方式对城乡健康公平产生的负面影响中，中部省份受影响的程度小于东部省份。

对于西部省份而言，由于经济发展较为落后，医疗基础设施不齐全，同时当地财政补贴没有东部和中部省份高，导致了"补供方"投入对西部省份城乡健康公平的影响并不显著。

表6.11   "补供方"投入方式对城乡健康公平影响分区域结果

	东部	中部	西部
supply（百亿元）	− 0. 0327 ***	− 0. 0217 **	0. 0182
	（ − 3. 32 ）	（ 2. 03 ）	（ 0. 72 ）
control	YES	YES	YES
_ cons	1. 4639	0. 6617	− 0. 7214
	（ 2. 98 ）	（ 1. 26 ）	（ − 1. 43 ）
R²	0. 74	0. 74	0. 88
observations	99	90	81

注：*** 、** 、* 分别表示在1%、5%、10%的显著性水平上显著。括号内为 t 值。

表6.12 是"补需方"政府投入方式（demand）分别对东部、中部、西部省份城乡健康公平影响的实证结果，其中对东部省份以及中部省份，"补供方"投入方式对城乡健康公平产生显著负面影响，系数分别为 − 0. 0185 和 − 0. 0157；对于西部省份，"补需方"投入方式并不会对城乡健康公平产生影响。由于东部省份具有较高的人均 GDP 以及人均收入，同时当地政府也会投入较高的"补需方"财政补贴，例如 2015 年位于东部省份的上海在城镇居民医疗保险中人均补贴 1120 元，北京人均补贴 1000 元，天津人均补贴 670 元，而位于中部省份的山西人均补贴 380 元，位于西部省份的贵州人均 380 元。东部居民有能力享受到更发达地区的医疗条件，对城乡健康不公平产生不利影响。中部省份"补需方"投入方式对城乡健康公平虽然也存在不利影响，但是由于人均收入以及当地医疗条件等因素，相对于东部省份而言，影响较少。对于西部省份，则没有产生显著影响。

表6.12 "补需方"投入方式对城乡健康公平影响分区域结果

	东部	中部	西部
Demand	− 0. 0185 **	− 0. 0157 *	− 0. 004
	(− 2. 18)	(− 1. 81)	(− 0. 26)
Control	YES	YES	YES
_ cons	1. 002	0. 3622	− 0. 6928
	(2. 06)	(0. 72)	(− 1. 37)
R^2	0. 72	0. 75	0. 88
Observations	99	90	81

注:***、**、*分别表示在1%、5%、10%的显著性水平上显著。括号内为t值。

表6.13是"供""需"投入比例（ratio）分别对东部、中部、西部省份城乡健康公平影响的实证结果，其中对东部省份以及中部省份，"供""需"投入比例（ratio）都对城乡健康公平产生显著负面影响，系数分别为−0.0063和−0.0017；对于西部省份，"补需方"投入方式并不会对城乡健康公平产生影响。根据上文的分析，由于东部省份在医疗条件，经济发展以及人均收入等因素中存在一定优势，导致对东部省份而言，"补供方"投入方式对城乡健康的不利影响显著大于"补需方"投入方式，中部省份同样存在"补供方"投入方式对城乡健康的不利影响显著大于"补需方"投入方式，但是程度较小，西部省份"供""需"投入比例对城乡健康公平并没有产生显著影响。

表6.13 "供""需"投入比例对城乡健康公平影响分区域结果

	东部	中部	西部
ratio	− 0. 0063 **	− 0. 0017 **	− 0. 0009
	(− 2. 20)	(− 2. 07)	(− 0. 25)
Control	YES	YES	YES
_ cons	− 0. 4027	0. 6472	− 0. 7206

续表

	东部	中部	西部
R^2	0.62	0.74	0.174
Observations	99	90	81

注：***、**、*分别表示在 1%、5%、10% 的显著性水平上显著。括号内为 t 值。

（五）稳健性检验

为了实证结果的准确性，根据第四章的稳健性检验方法，本节继续使用地理邻接型权重矩阵进行稳健性回归，地理邻接权重矩阵 W 表示为：

$$W_{ij} = \begin{cases} 1 & i \neq j \\ 0 & i = j \end{cases} \tag{6.3}$$

若两地地理位置相邻（$i \neq j$），$W_{ij} = 1$，否则 $i = j$ 时 $W_{ij} = 0$。

由表 6.14、表 6.15 可知，采用地理邻接型权重矩阵的回归结果与采用反距离权重矩阵的回归结果类似，回归系数的方向保持一致，显著性结果也无太大差异。说明"补供方"与"补需方"两种投入方式不仅给本地城乡健康公平带来负面影响，同时通过溢出效应影响了周边地区，这一结果与前文保持一致。证明了本书实证结果的可靠性，相关结论不再一一赘述。

表 6.14 "补供方"投入方式对城乡健康公平影响反距离权重矩阵结果

	直接效应		间接效应	
	个体固定	双固定	个体固定	双固定
supply（百亿元）	−0.0097***	−0.0037**	−0.0924***	−0.0817*
	（−2.95）	（−2.18）	（−3.75）	（−1.79）
Control	YES	YES	YES	YES
W * X	YES	YES	YES	YES
R^2	0.69	0.63	0.68	0.64
Observations	270	270	270	270

注：***、**、*分别表示在 1%、5%、10% 的显著性水平上显著。括号内为 t 值。

表6.15　"补需方"投入方式对城乡健康公平影响反距离权重矩阵结果

	直接效应		间接效应	
	个体固定	双固定	个体固定	双固定
demand（百亿元）	−0.0149***	−0.0121**	−0.0845***	−0.0633**
	（−2.81）	（−2.03）	（−3.57）	（−2.18）
Control	YES	YES	YES	YES
W∗X	YES	YES	YES	YES
R^2	0.70	0.62	0.67	0.65
Observations	270	270	270	270

注：***、**、*分别表示在1%、5%、10%的显著性水平上显著。括号内为t值。

四　本章小结

本章在界定政府卫生投入方式的基础上，对"补供方"与"补需方"两种基本方式对城乡健康公平的影响机制进行了深入探讨。

"补供方"主要通过加大对医疗卫生机构的投入，来扩大和优化医疗卫生的供给，特别是改善农村地区的医疗基础设施、医疗卫生人才培养和医疗技术水平的提升，来为推进城乡健康公平提供必要的条件。但是，"补供方"存在委托代理问题和成本，受信息不对称和交易成本的约束，医疗卫生机构为追求自己利益最大化有可能采取偏离政府投入政策目标的机会主义行为，从而不利于城乡健康公平的推进。同时，"补供方"能否有利于促进城乡健康公平，更取决于政府"补供方"的投入结构。由于政府"补供方"卫生投入受既有基础、现实需求和寻租博弈等影响，可能导致对城市的投入大于对农村的投入，因而不利于城乡健康公平。

"补需方"是政府把卫生资金补助给居民，为患者解决部分医疗费用，降低居民健康成本。主要通过政府对城乡医疗保障的投入和对医疗救助的投入实现。在"补需方"方式中，政府能够相对公平地把医疗经费补助给每一位城乡居民，同时，通过医疗救助去帮助特殊的困难群体，特别是农村的困难患者，因而，有利于促进城乡健康公平。但是，"补需方"要实现促进城乡健康公平的效应，受补助力度、补助结构和补助方式等制约，只有当补助力度足够大、补助结构向农村倾斜、补助方式合理的条件下，才会对城乡健康公平发挥积极作用。否则，也可能没有明显作用甚至产生负向作用。

"补供方"和"补需方"作为政府卫生投入的两种基本方式，需要协调均衡才能去促进城乡健康公平，首先，总体上要依据医疗市场供求关系的基本状况，保持二者之间的协调，才能有效促进城乡健康公平；其次，采取"补供方"为主还是"补需方"为主的模式，更有利于城乡健康公平，取决于整体医疗市场的供求关系的变化和国家经济社会发展阶段的变化，但医疗市场求大于供、经济社会发展处于较低水平时，"补供给"为主的方式，有利于促进城乡健康公平；但医疗市场供大于求、经济社会发展处于较高水平时，"补需方"为主更有利于促进城乡健康公平。

在机制分析的基础上，通过建立基准面板模型、杜宾空间模型、门槛面板模型分别检验了政府投入方式"补供方"与"补需方"对城乡健康公平的影响以及"供需"双方投入效应的分析，本章的研究结论如下。

第一，政府"补供方"投入方式会对城乡健康公平产生不利影响，不仅影响本地区的城乡健康公平，同时产生空间溢出效应。对于中国东部、中部、西部不同省份而言，对东部的不利影响最大，中部省份次之，西部省份并没有产生显著的影响。一方面由于不同地区存在经济发展状况以及医疗条件的差异，在较发达地区，政府能够对医疗机构提供充分的财政补贴，而欠发达地区，往往受制于当地财政因素，所给予医疗机构的补贴并不能满足当地医疗条件的发展，导致城乡健康不公平现象；另一方面，由于相关医疗机构在资金运用上效率并不高，医疗基础设施以及人员配置不当，导致了城乡健康公平程度下降。

第二，政府"补需方"投入方式在现有条件下同样对城乡健康公平产生不利影响，不仅影响本地区的城乡健康公平，同时产生空间溢出效应，不过与"补供方"相比，其负效应相对较小。对于中国东部、中部、西部不同省份而言，对东部的不利影响最大，中部省份次之，西部省份并没有产生显著的影响。"补需方"投入方式降低了居民的医疗负担，而且随着医保信息化，异地联网结算等惠民政策的实行，方便居民选择医疗条件更好的地区就医，因此减少了对欠发达地区医疗机构的需求，减缓了欠发达地区的医疗发展。同时，"补需方"还存在一个补的结构问题，如果补需方的结构不合理，对城市的居民补贴大于农村居民，那就会对城乡健康公平带来负的效应。另外，强调"补需方"可能导致对医疗卫生基础设施、人才发展和技术进步投入的减少，特别是对农村地区的相应投入减少，因而难以改善目前城乡医疗条件上的巨大差距。

第三，"补供方"与"补需方"的投入需要相互协调，适当比例，实现优化配置。根据门槛效应模型，"供需"之比对城乡健康公平的影响存在一个拐点，当"补供方/补需方"小于0.65时，会显著提高城乡健康公平，当"补供方/补需方"大于0.65时，会显著降低城乡健康公平。从经济发展水平看，当地方人均GDP大于4.61万元/年时，持续增加"补供方"投入方式对城乡健康公平的负面影响将是人均GDP小于4.61万元/年时的4倍。这也说明，随着经济发展水平的提高，政府卫生投入方式应该减少"补供方"方式，而建立以"补需方"为主的投入方式。

第七章 优化政府投入机制促进城乡健康公平的对策建议

一 扩大和优化政府卫生投入规模，促进城乡健康公平

（一）加大投入力度，扩大投入规模

据《中国卫生统计年鉴》显示，2015 年，中国医疗卫生支出占 GDP 的比重为 5.3%，中国政府医疗卫生支出占政府总支出的比重为 10.1%。中国整体卫生支出强度居年鉴统计的全球 194 个国家的第 148 位左右，政府卫生支出强度居 194 个国家的第 92 位左右，不仅远低于西方发达国家水平，如同期美国、德国和日本医疗卫生支出占政府总支出的比重分别达到 22.6%、21.4% 和 19.4%，也低于许多发展中国家。[①] 尽管中国卫生投入效率高，用较少的投入取得比较高的卫生健康绩效，值得肯定，但中国政府卫生支出长期偏低也是不争的事实，也因此影响了中国医疗卫生事业的发展，制约了城乡健康公平的建设。经过 40 多年的改革开放和经济高速发展，中国已经是世界第二大经济体，已经具备了雄厚的经济实力，财政收入高速增长，政府能力大幅攀升，中国也进入高质量发展和推进共同富裕的

---

① 国家卫生健康委员会编：《中国卫生健康统计年鉴（2019）》，中国协和医科大学出版社 2019 年版。

新时代，具备加大政府卫生投入的充分基础和条件。因此，必须在健康中国战略目标引领下，加大力度，以更快速度、更大力度扩大政府卫生投入规模，为推进城乡健康公平创造充分的物质条件。在总体上看，要持续扩大政府卫生投入，特别是扩大对城乡健康公平的投入。基于卫生投入历史"欠账"的情况，现在每年政府卫生投入增长的幅度应该高于 GDP 的增长，高于政府财政收入的增长，并力争逐步达到发达国家卫生投入力度的平均水平。基于城乡差距的现状和历史的投入的偏差，特别应该保证对农村卫生投入规模的增长高于城市卫生投入的增长，逐步实现城乡投入规模的均衡。通过扩大政府投入规模，进一步减少居民在医疗健康中的投入，逐步真正实现基本医疗保障和服务的公共产品化，让全体居民均等共享这一公共产品的福利，这对于促进城乡健康公平具有至关重要的作用。

（二）以保障全民健康和基本卫生服务均等化为投入依据

政府卫生投入规模大小应以满足居民健康需求为基本依据。一般说来，居民健康需求包括基本需求和改善需求两个层次。基本需求是保持生命和生活正常进行的健康需求，属于个人健康权范畴，是政府应该保障的公民的基本权利。提供保障个人基本健康需求和健康权的医疗卫生服务，属于公共产品，其有效供给依赖于政府投入。每一个居民，不论城乡、不论阶层，都应该享有均等的基本医疗卫生服务。当然，这种基本的健康虽然应该是统一的，但也不是固定不变的，而是会随着社会发展逐步提升。改善性的医疗服务需求，则是在人们解决基本医疗需求基础上的，基于个人的特殊医疗偏好和特别健康价值追求产生的健康服务需求，不同人具有不同的差异，这种差异化和更高层次的需求，属于个人健康需求，也是私人产品，应该由个人来承担其服务成本。因此，政府卫生投入规模的基本依据：一是居民基本健康的需求，不是居民的全部健康需求；二是全民所有人的基本健康需求，不是部分人的健康需求；三是全民健康服务的均等需求，不是分等级的差异化需求。总之，一定条件下，全民健康的基本需求有多大，政府的卫生投入就应该有多大。当然，这是从需求视角对政府投入规模提出的要求，同时，政府卫生投入规模也受供给条件的制约，受经济发展水平所限，政府只能提供一定经济发展水平条件下的卫生投入。因此，一方面，政府卫生投入规模应该不断扩大，以满足居民日益增长的基本健康服务需求；另一方面政府卫生投入规模又要与经济社会发展水平相平衡，不应急于求成，超常投入。中国正处在由全面小康社会向现代化社会迈进的过程中，经济社会发展进入新阶段，人民美好生活需要包括美好健康需求也进入新阶段，政府应该基于全民需求和经济社会发展条件，更大力度更高水平地扩大卫生投入规模，有效推进城乡健康公平建设。

（三）建立保障政府卫生投入规模的公共财政制度

要保障政府投入规模的可持续性和稳定性，需要有相应的制度来维持，其中，非常重要的一点，是建立起有效的卫生公共财政制度。在这一制度中，需要明确政府卫生投入规模与经济发展和财政支出的关系，确立政府卫生投入在财政收入中的占比逐年增长且增长率应当高于财政收入增长率的制度规定，明确各级政府的财政职责，明确政府投入的方式和方向，以及明确政府卫生投入的绩效评价，从而保障政府推动城乡健康公平的投入能够持续增长和有效使用。

（四）加强对政府卫生投入的监督和评价

公共卫生财政政策能否得到贯彻落实，依赖于政府卫生投入监督和评价机制的建立。监督和评价主要包括政府卫生投入的数量和增长、投入的利用和投入的效果三个方面。在政府卫生投入的数量和增长方面，主要监测指标包括政府卫生支出占总费用的比例、占国内生产总值的比例、占政府财政支出的比例，以及政府卫生支出的增长速度；在投入利用方面，政府卫生投入的分布，比如在不同级别卫生机构间的分布，在医疗和公共卫生服务间的分布，在不同地区间的分布等，可以作为主要监测指标；投入的效果可以利用个人现金卫生支出的比例、贫弱人群卫生服务可及性、居民医疗经济负担等指标进行监测。除了明确监督和评价指标外，更重要的是建立监督和评价机制，比如建立卫生投入的问责制；利用人大和政协等组织，对政府卫生投入进行监督；利用学术研究机构评价政府卫生投入使用的效果等。

二 调整和优化政府卫生投入结构，促进城乡健康公平

（一）确立以中央财政投入为主的政府卫生投入主体结构

从投入主体看，中国政府卫生投入依赖于中央政府和地方政府的共同投入，因此，优化投入结构，首先需要进一步明确央地在卫生投入中的权责，协调好相互关系，这是优化投入结构，保障投入绩效的基础。

目前，在政府卫生投入中，主要依靠地方政府，中央政府卫生投入占整个政府卫生投入的比例偏低。这种投入结构，一是不利于实现基本卫生服务均等化的目标。由于中国区域经济发展水平差距较大，各地方政府的卫生投入也很不平衡，因此不同区域居民享有的基本医疗服务差距较大。二是不利于中央政府对国家健康战略目标的推进。由于权责不对等，使一些地方政府在提供居民基本医疗卫生服务中"惰政"，积极性不高，投入"欠账"问题突出。所以，只有加强中央政府的卫生投入，强化转移支付机制，才能统筹全国基本医疗卫生投入，推进基

本医疗卫生服务均等化，也才有利于推进城乡健康公平。因此，调整中央和地方政府卫生投入比例，加大中央政府卫生投入力度是整体上提高政府卫生投入的重点，是政府投入结构调整和优化的关键。要在改革和优化传统财政分权体制，强化国家公共财政收入的基础上，逐步推进和确立以中央政府卫生投入为主体的政府卫生投入结构。当然，在加强中央政府卫生投入作用的同时，需要明确各级政府卫生的责任，以提高政府卫生投入的效果。

（二）依据各级政府间的卫生事权确定卫生投入

政府卫生财政投入应该采取中央政府为主导和地方政府相协同的投入方式，那么，怎样来确定各级政府的投入责任和分配各级政府的投入，才能有利于提高卫生投入绩效，有利于促进城乡健康公平？应该说，这是一个涉及很多因素的比较复杂的问题，就其基本原则而言，应该是各级政府的卫生投入与其承担的卫生事权相一致。长期以来，中国各级政府的卫生事权划分不够明确，各级政府的卫生责任不够清晰，这也是导致各级政府卫生投入不足、效率不高的重要原因。那么，应该如何来确定各级政府的卫生事权及其卫生投入责任？

首先，中央政府应该承担的卫生事权与投入。涉及全民健康卫生的基本服务，如计划免疫、传染病控制、居民基本医疗保障的补助等；涉及国家医疗卫生体系构建的基础建设投入，如大型公立医疗机构、公共卫生机构、研究机构、重大医疗卫生科技攻关项目投入等；具有很大空间外溢性医疗卫生服务，地方政府没有动力提供，地区间财力悬殊，但是又涉及公共卫生服务均等化等的投入；对某些因地方政府总体财力有限而难以投入而又必须解决的医疗卫生问题等。以上这些都应该由中央政府承担事权，通过直接投入或转移支付的方式，全部或为主进行投入。

其次，省级政府应承担的卫生事权与投入。对于地方病预防，尤其对于危害较为严重的传染病和地方性疾病防治；对于多发病、常见病的疾病预防和控制；对于地方医疗保险的统筹，将目前县（市）级统筹尽快提升到省级统筹；对地区经济贫困群体的医疗救助等，这些应该主要由省级地方政府承担事权和投入责任。

最后，县级政府应承担的卫生事权和投入。县级政府卫生部门主要依据地方具体情况，负责对上级政府卫生政策的贯彻落实，以及地方的卫生事宜的管理和协调，如组织实施区域内的卫生监督与卫生规划，负责本地区范围内的社区、乡镇卫生服务、疾病控制和初级卫生保健等职责；落实对本地区经济贫困群体的医疗救助等。由于县级政府主要的管理区域在农村，因此，也是政府推进城乡健康公平最直接的地区，政府作为对推进城乡健康公平影响很大。县级政府的卫生经费，主要来自上级政府的转移支付，在卫生投入上的主要责任：一是要保障上级政府的卫生转移经费，落实到卫生事业中，并提高其使用效率，特别要注重把经费运用到改善农村医疗卫生状况中；二是要基于县经济发展水平，加大本地财政卫生的投入，把农村卫生的改善，作为乡村振兴的重要内容加以积极推进。

（三）加强公共卫生投入，优化政府投入的对象结构

健康投入包括对医疗卫生的投入和对公共卫生的投入，前者主要解决治病问题，后者主要解决防病问题。长期以来，中国卫生投入，包括居民和政府投入，都存在重医疗轻防疫的倾向。中国卫生总费用中的绝大部分用于药品费用和医疗服务，公共卫生防疫方面获得的卫生费用占比很小。政府卫生投入主要投在医疗机构和医疗保障上，公共卫生的投入占比很少。这种重治病轻防病的投入结构必须改变。实际上，从长远看，预防卫生投入的健康效应要远远大于医疗卫生的投入，必须坚持

医疗卫生工作"预防为主"的方针，并落实到政府投入行为中。因此，需要逐步改变政府卫生投入的对象结构，在加大投入规模的同时，更加注重对公共卫生的投入，加大对健康保障和疾病预防的投入，特别是要加大对落后地区、农村地区健康环境改善、疾病防疫的投入，减少这些地区的发病率，提高居民健康水平，促进城乡健康公平的实现。

（四）加强基层医疗卫生投入，优化政府投入的区位结构

近几年，中国对基层医疗卫生机构加大了投入力度，但由于改革开放以来片面注重医疗效率的倾向的驱使，使得长期以来政府投入大部分落在上中层医疗机构，基层特别是农村卫生投入偏少，积累的问题很多，投入幅度的增加远远难以补充"欠账"，从而不能满足基层医疗卫生建设的需要。因此，需要确立相应制度和政策，进一步加大和确保对基层和农村卫生的投入。

首先是加大城市社区卫生服务建设的投入力度：一是根据区域规划加大薄弱环节投入力度，保证社区卫生医院公共卫生服务和基本医疗服务投入的公平性和可及性；二是切实加强社区卫生服务机构人才队伍建设，大力培养全科医生，加大培训力度；三是通过保险报销比例的设置，对小病在社区就医可以设置较高的报销比例，引导小病到社区治疗。

其次，加大完善农村三级医疗卫生网络建设的投入。一是应做好县医院的能力建设，使县医院能够负责好区域内的基本医疗服务。可以通过保险报销比例的设置，引导县乡大病患者在县医院治疗。二是按照辐射面积、人口密度和距离县城远近等指标，在需要的位置建设乡镇医院。乡镇卫生院应该承担公共卫生职责，能够治疗常见病、多发病、慢性病，做小型手术和急救处理。三是村卫生室的建设，应是重中之重。村卫生室最接近农民，村卫生室的建设尤其需要政府予以补助，建设办

公场所，购买必要的听诊器、血压计等小型医疗设备，对村医进行技术支持、培训和补助，要鼓励和引导有资质的医生在村里按规定行医，要鼓励乡卫生院向村卫生室延伸服务。

（五）加强对不发达地区的投入，优化政府投入的区域结构

多年来，沿海和内陆地区经济发展不平衡，医疗卫生服务方面的差距很大，政府卫生支出对城乡居民健康公平影响也存在明显地区差异。国家应该基于健康中国战略和推进基本医疗卫生服务均等化的要求，采取倾斜性政策，加强对欠发达地区的政府卫生投入。首先，国家健康中国建设的战略重点，应该放在欠发达地区的医疗卫生事业的发展上，把中央政府卫生投入的资源主要配置在医疗卫生事业比较落后的地区。其次，加大财政转移支付的政策力度，带动和促使欠发达地区政府加大卫生投入，促进这些地区把更多政府资源配置居民健康上，从而初步实现全国基本医疗服务的均等化目标，也同时促进城乡健康公平的建设。

三　转变和优化政府卫生投入方式，促进城乡健康公平

（一）确立以"补需方"主导的供求协调投入模式

前面的理论和实证研究结论表明，政府卫生投入"补供方"和"补需方"方式都是必要的，都会对城乡健康公平产生显著影响。但相对而言，"补需方"，也就是补助居民医疗健康费用，更有利于城乡健康公平建设。改革开放以来，由于过去经济发展水平较低，缺医少药问题突出，医疗市场需求大于供给的事实，也由于医疗卫生体系改革一度存在片面注重效率的迷误，中国政府卫生投入长期实行的是"补供方"为主导的模式。这种模式在一定时期是必要的，也对中国医疗卫生事业发展产生

了积极促进作用。但存在的弊端也比较明显，它难以有效控制医疗机构为追求自身利益最大化而采取偏离政府卫生政策目标的机会主义行为；存在委托代理问题，投入的监督成本较高；不能直接体现在居民和患者的需求中，居民对政府投入福利感受较低；投入受各种利益集团博弈影响较大，不利于资源的公平配置，不利于城乡健康公平建设。当前，随着中国经济社会和医疗卫生事业发展进入新的阶段，健康公平被提升到更高的战略地位，"补需方"更有利于健康公平；同时，经过改革开放40多年来的医疗卫生市场的发展，目前总体上中国医疗市场已进入结构性的供大于求的阶段，"补需方"更有利于提升市场效率，因此，需要积极有序地推进政府卫生投入方式的转变，逐步由"补供方"主导模式转换到"补需方"为主的模式中。这种政府卫生投入方式的转换，将强有力地促进城乡健康公平建设。

（二）健全"补供方"的投入和治理机制

"补供方"是政府卫生投入的基本方式，也是必要的方式，但存在容易产生医疗机构的机会主义行为、监督成本高、不利于健康公平等问题，需要进一步改革和优化其投入和治理机制。第一，优化"补供方"的投入结构。必须调整长期以来中国政府"补供方"的投入存在偏重对大型医疗机构、对城市、对医院投入的倾向，加大对基层医疗卫生机构的投入，加大对农村医疗卫生结构建设的投入，加大对预防医疗和公共卫生机构的投入。第二，健全投入机制。政府卫生投入要基于健康中国建设的战略目标和推进居民基本医疗健康服务均等化的政策目标，坚持公平优先的投入原则，来确定投入方向和投入对象；要建立严格的科学的投入评估和审核机制，把钱投入到真正能够促进健康中国建设和城乡健康公平的领域中去。第三，完善评估和监督机制。对政府医疗卫生的投入，需要建立全过程的评估和监控机制，严格约束医疗机构的机会主义行为。

（三）优化"补需方"的投入和使用机制

优化"补需方"的投入结构，在进一步加大对基本医疗保险的投入的基础上，提高对居民重大疾患的报销比例和报销范围，并加大对弱势群体、农村重大疾患者的医疗救助，避免因病致贫、因病返贫现象的发生。

通过法律和法规，确定各级政府卫生支出的占比，"补需方"经费的占比，以及持续增长的机制，确保"补需方"经费不因一些非正常冲击或政府有关部门的非正常行为被"挤出"。同时，要进一步健全"补需方"经费的配置机制，做到公平配置与特殊配置的协调统一，把经费使用到真正需要治疗病患的居民之中，特别要照顾到低收入群体、农村贫困群体。要健全监督机制，防止少数特权人物对医保经费的滥用，也要有效约束有些医疗机构为追求单位业绩，对患者过度治疗对医保经费的浪费，更要严厉打击少数人或机构合谋采取不正当手段骗取医保经费的行为。总之，要健全"补需方"投入的有效配置和有效利用的各种机制，确保政府"补需方"经费能够真正用到需要的居民身上，提高其使用效率，促进城乡健康公平。

（四）建立"补供方"与"补需方"相协调的动态平衡机制

此前已经说明，在新时期，中国政府卫生支出方式应该逐步由"补供方"为主转换到"补需方"为主的模式上来，但"补需方"为主并不等于不要"补供方"，而是要注重二者之间新的协调与平衡。一是要依据实际情况，在保证"补需方"为主的总的趋势下，来协调二者之间具体的比例和配置，这个比例和配置不是一成不变的，而是应该随着具体情况进行相应调整。这里要注意的是，"补需方"为主，并不等于任何时候和条件下都一定要"补需方"更多，在一定条件下，也就是当"补

"供方"有特别需求且对医疗卫生事业发展有关键性影响时，加大"补供方"也是必要的。二是中国区域差异很大，不同地区经济社会发展水平和医疗卫生发展水平都有很大差距，在"补供方"和"补需方"的关系处理上，也应该因地制宜，不要一刀切。同时，随着中国经济社会发展和医疗卫生事业的发展变化，政府卫生投入的方式也会不断演进，"补供方"与"补需方"的关系也应该不断调整，保持一种动态的协调平衡。

四　健全和优化相关体制机制，促进城乡健康公平

（一）进一步健全医疗卫生体系

促进城乡健康公平建设，不仅要有资金的投入，还要有制度的创新，用政策和机制引导各方形成合力，推动健康公平目标的实现。完善医疗卫生体制机制，首先需要进一步健全中国医疗卫生体系，推动中国卫生事业进入高质量发展新阶段，为城乡健康公平的实现创造良好的医疗卫生大系统、大环境。

1. 加强区域规划，调整医疗服务布局

区域规划是区域内医疗卫生事业发展和资源配置的综合性规划。全面实施区域规划，对于加强医疗卫生资源的宏观管理，合理配置和有效利用医疗卫生资源，具有重要意义。区域规划应把握几个原则，一是要把公共卫生和基本医疗服务放在首位，调整政府医疗卫生事业的布局。二是要考虑区域内的重大医疗问题，考虑人民群众多元化、多层次的医疗卫生需求，在医院布局和医疗机构层次设计上有所体现。三是要符合成本效益原则，尽可能提高资源共享和资源利用效率。四是加快管理体制和运行机制的改革，加强政府有效监管，保障区域卫生规划的落实。

首先，调整医疗服务的纵向结构，引导优质医疗卫生资源下移，提高医疗服务的可及性和公平性。按照"实村、精乡、

提县、调市、强省"的原则，制定医疗服务体系布局调整规划，明确各级医疗机构功能定位，并着力引导优质医疗卫生资源下移。科学设计到不同级别医院就医的医保报销比例，一般而言，就医医院级次越高，报销比例越低。积极推广远程医疗合作，在技术允许和费用开支合理的前提下，通过远程信息技术会诊解决基础医疗难题。积极引导优质医疗资源下移，如设立专项基金，对较高技术职称的医生到较困难地区工作给予专项补助，再如对有下乡经历一年以上的医师给予优先考虑提职，对农村孩子报考医科院校并毕业后有志定点回乡工作一定年限的，可享受适当降低分数线和减免学费等待遇。

其次，调整医疗服务横向结构，优化资源布局，提高医疗资源利用效率。合理划分医院、社区、急救站、检查中心、药房的职能，对机构重叠、功能相近、布局不合理的医疗卫生机构进行调整，实现"重病去医院，小病在社区，急病呼急救，大检去中心，买药到药店"的合理安排。

最后，合理配置和利用医疗资源。对资源相对富余地区要控制资源增长，新增医疗卫生资源主要投向新城区、人口迁入区和资源薄弱地区。在医疗卫生机构设置、基本建设投资、大型检查治疗设备购置、人力资源配置等方面，统筹考虑区域内医疗卫生资源的存量和增量，避免重复浪费。不管是公立医疗机构还是私立医疗机构，其基本建设和大型设备购置均需按程序严格审批。

2. 健全城乡基层医疗卫生服务体系

中国目前的公共卫生服务体系由疾病预防控制机构、基层预防保健机构和基层医疗卫生机构等组成。在各机构的职能划分上存在责任不明的问题。比如基层健全医疗卫生体系医疗卫生机构，既要提供公共卫生服务，又要提供基本医疗服务，而这两种服务前者是免费服务，后者是收费服务，如果政府投入不足，免费服务就有可能得不到应有的保障。近几年，中国对基层医疗卫生机构加大了投入力度，尤其是医改方案明确提出，建立政府主导的多元卫生投入机制，确立政府在提供公共卫生和基本医疗服务中的主导地位。在实际操作中，政府投入虽然大幅增加，但存在各种不配套建设问题。往往是房屋、设备等"硬件"改善很大，而医生培训、设备使用维修等"软件"没有跟上。实际操作中由于用人制度没有改变，还存在养懒人养机构的问题，公共卫生服务缺乏效率。因此，下一步公共卫生服务建设中，我们要着重解决目前存在的问题。

大力推动城市社区卫生服务建设，提高居民就近就医的便利性。根据2006年的《城市社区卫生服务机构管理办法（试行）》，社区卫生服务机构以社区、家庭和居民为服务对象，以妇女、儿童、老年人、慢性病人、残疾人、贫困居民等为服务重点，开展健康教育、预防、保健、康复、计划生育技术服务和一般常见病、多发病的诊疗服务，具有社会公益性质，属于非营利性医疗机构。其服务内容包括提供公共卫生服务和基本医疗服务。针对中国目前城市社区卫生服务存在的结构性问题、医疗水平问题，在下一步发展城市社区卫生服务工作时要做好以下工作：一是根据区域规划加大薄弱环节投入力度，保证社区卫生医院公共卫生服务和基本医疗服务投入的公平性和可及性；二是切实加强社区卫生服务机构人才队伍建设，大力培养全科医生，加大培训力度；三是通过保险报销比例的设置，对小病在社区就医可以设置较高的报销比例，引导小病到社区治疗。

大力完善农村三级医疗卫生网络。近年来，国家高度重视农村医疗卫生服务体系建设问题，但是农村医疗卫生大大落后于城市的状况并没有根本改变，因此，切实提高农村医疗卫生水平是政府投入的重点。针对农村卫生落后的现状，首先应做好县医院的能力建设，县医院要负责好区域内的基本医疗服务。可以通过保险报销比例的设置，引导县乡大病患者在县医院治疗。其次，按照辐射面积、人口密度和距离县城远近等指标，在需要的位置建设乡镇医院。乡镇卫生院应该承担公共卫生和基本医疗服务的职责，能够治疗常见病、多发病、慢性病，做小型手术和急救处理。最后是村卫生室的建设。村卫生室最贴近农民，对改善农村居民的日常性健康需求非常有价值，尤其需要政府予以补助，建设办公场所，购买必要的听诊器、血压计等小型医疗设备，对村医进行技术支持、培训，要鼓励和引导有资质的医生在村里按规行医，要鼓励乡卫生院向村卫生室延伸服务。

（二）深化政府卫生投入管理体制改革

1. 健全以支出责任为基础进行财权划分

第一，推进和完善"省管县"财政体制改革。"省管县"财政体制能有效避免原有的"省管市，市管县"体制下，转移支付资金拨付过程中出现的截留现象。把原来通过市级财政办理转移支付给县级财政的经费，改为省级直接与县级财政结算的财政管理模式，可促进省对县的财政资金直接及时的调度，提高政府卫生支出的效率。当然，在加强县级政府财力的同时，还要注意确保市级财政拥有必要的调控能力，促进城乡医疗卫生事业的协调发展。

第二，适度放权和扩权。放权方面可以考虑将部分征收成本高、零星分布的地方税种的立法权、征收权、管理权划归地方；将区域性特征比较明显的地方税种的具体实施办法、税率调整、征收管理等权限赋予地方政府，积极培育地方政府的主体税种。还可以考虑扩大共享税的税种范围和分享比例，实行同源课税、分率计征的方式，使得各级政府的财政收入都能稳定增长，从而保证政府卫生支出规模的适度增长，提高政府卫生支出的效率。

2. 完善卫生财政转移支付制度

实现城乡基本卫生服务的均等化，首先需要实现区域政府基本卫生投入的均等化；要在差异化的区域中实现基本卫生服务投入的均等化，必须完善政府卫生财政转移支付制度。

第一，完善现有财政转移支付制度，从制度层面保证卫生转移支付的效果。中央财政转移支付制度需要进一步细化和增加刚性，比如从财政数量和结构方面，根据需求，明确转移支付的力度应占财政收入的比例；明确转移支付的用途，如制定用于卫生发展的专项转移支付办法，避免卫生转移支付被挪用和滥用。

第二，中央财政转移支付制度的同时，建立和完善区域内财政转移支付制度，比如省内转移支付制度。即使在经济较发达省份，各地区、城乡（县市）之间经济发展也不平衡，省级卫生财政转移支付制度的建立，对平衡各地区政府卫生投入的水平非常重要。也就是说，中央财政转移支付主要解决区域不平衡问题，省级转移支付则主要解决省内政府卫生投入不平衡问题。

第三，卫生财政转移支付使用效果的评价制度，使得卫生转移支付的资金能够真正用到改善经济欠发达地区、特别是农村贫困居民健康水平提升和卫生服务可及性等方面。

（三）充分发挥市场机制在医疗资源配置中的积极作用

基本医疗卫生服务是一种公共产品，需要政府保障向全民提供，因此，在医疗卫生领域完全市场化或过度市场化是不对的。改革开放以来中国医疗卫生事业中出现的很多问题，特别是居民健康水平差距的扩大，看病贵，医药费用居高不下等，都与医疗卫生领域过度市场化有关。但在社会主义市场经济的条件下，发挥市场在医疗资源配置中的作用是必然的，也是必需的。医药市场的发展，能够有效满足居民不同层次的差异化、多样性的需求，丰富医疗服务内容；市场投入机制能够引入社会医疗资源来为健康中国战略实施和满足居民健康需求服务，弥补政府卫生投入的不足；市场竞争机制能够促进医疗机构效率的提升和服务质量的改善；市场机制也是政府卫生投入的主要实现路径，政府卫生投入主要是通过市场供求关系来实现对居民基本医疗服务保障的。因此，在强调居民基本医疗服务应该由政府保障的基础上，充分发挥市场机制在医疗服务中的作用是非常必要的。

其一，建立统一开放、竞争有序的医药市场体系。在医药领域，市场的地域分割和碎片化非常明显，直接妨碍了医药购销环节公平公正的运行机制，不仅推高了药品价格，还导致大量低质量产品和医疗服务长期存在，甚至在部分地区占据主导地位。统一市场的目的是打破地方保护主义和行政不当管制带来的市场分割和垄断，促进医药市场健康有效发展。全国统一市场的建设还有利于通过一致性评价的优质产品快速打开市场、惠及广大城乡患者，维护优质产品企业利益，提高用药公平可及性，对于促进城乡健康公平建设，将发挥积极的作用。技术层面：统一公共采购平台的编码、标准和功能规范，实现信息互联互通、资源共享；政府层面：不得对生产配送企业的设立、产品服务经营进行区域性限制或者给予特定企业优惠；产业层面：推动生产流通企业跨地区跨所有制兼并重组，培育具有国际竞争力的大型企业集团；产品层面：继续推进仿制药质量疗效一致性评价工作，建设药品信息化追溯系统，确保药品质量安全。国家组织药品集中采购与使用试点的成功，为建设全国统一开放的药品生产流通格局和公共市场打下了基础。①

其二，深化改革建全公立医院运行机制。在社会主义市场

---

① 傅鸿鹏：《健全医药市场机制 推动深化三医联动改革》，2019年12月9日，中国日报网。

经济条件下，公立医院既是中国医药市场的重要主体，又承担着政府公共医疗服务的职能，双重身份的交叉和错位，常常会导致公立医院运行机制扭曲。如过度依靠药品耗材销售获得补偿，推高医药产品价格和医疗费用水平等。破除以药补医机制，按照总量控制、结构调整、有升有降、逐步到位的基本原则开展公立医院技术服务价格调整，把公立医院补偿由政府投入、服务收费、药品销售三条渠道转变为政府投入和服务收费两条主渠道，逐步建立维护公益性、调动积极性、保障可持续的运行新机制。公立医院内在机制完善和内生动力的建立，也是确保药品价格和费用长期维持在合理水平的根本性条件之一。

国家组织药品集中带量采购大幅度降低药品价格，为下一步的技术服务价格调整、健全公立医院运行机制腾挪出了空间。但要注意到，技术服务价格调整的窗口期是有限的，物价上涨、新技术使用、人口老龄化都会带来新的资金需求。在总体不增加群众负担的前提下实施改革，需要坚持药品耗材价格下降和技术服务价格同步调整的原则，否则会错失时机、带来患者经济压力较大问题。对药品价格的控制和费用空间的挤压将逐步开展，对技术服务价格的调整也需要建立动态化机制，并形成符合医疗行业特点的定调价规则和程序方法。

其三，改革药品采购机制推动药品价格回归合理水平。药品价格和费用水平居高不下是社会各界多年以来一直高度关注的问题。新医改启动后，率先对基本药物实施双信封法集中采购，但由于药品质量参差不齐、回款机制不顺、招标采购相分离、量价不挂钩等原因，药品价格难以有效下降，并带来一定质量风险和供应及时性问题。国家组织药品集中采购在仿制药质量一致性评价和医保部门主导的基础上，实现了带量采购、量价挂钩，解决了困扰中国药价管理多年的关键性方法学问题，形成"带量采购、招采合一、质量优先、确保用量、保证回款"为特点的药品集中采购模式，是医院药品采购和药价管理机制的重大突破。有序使用集中带量采购方法，促使全面降低虚高药价，符合社会各界的期盼和医改的目标。

中国药品种类繁多，全面完成一致性评价工作需要较长时间。在未来相当长一段时期，集中采购难以回避质量参差不齐的老问题。在药价水平方面，除了价格虚高，还有少数产品价格虚低的问题。在工作层面，对药品价格的管理是一个持续不断的连续性过程，压缩虚高价格、提升过低价格、形成合理价格、维持合理价格，需要多样化的管理手段，必须充分发挥市场在药品价格形成中的主导作用。为此，集中采购工作的总体格局仍然需要以省级为基础，国家与地方协调促进，不断探索创新工作机制和方法。也要注意到，集中带量采购在药品价格管理中只是方法之一，医保药品支付标准、药品价格信息监测、市场行为监管都是调控药价的有用手段，集中采购的药品在价格下降后还需要确保稳定供应，需要药款的及时支付。

其四，引导、促进和规范民营医疗卫生机构发展。民营医药企业是中国医疗卫生市场的重要主体，对于满足和优化人民群众的健康需求，发挥着积极的作用。大部分民营医药企业规模小，经营机制灵活，能够较好地沉入基础和农村开展服务，在促进城乡健康公平中发挥着特殊的作用，应该积极引导、支持和规范其发展。

进一步开放医药市场，鼓励社会资本优先投向医疗资源稀缺领域以及特需医疗服务领域，引导社会资本积极举办中医、康复、精神卫生、老年护理、临终关怀医院等医疗服务机构。特别要对有良好的社会声誉的传统医药品牌，加大扶持力度，促使其做大做强。建立健全开放公平的医药市场机制，让民营医药企业和公办医药机构在市场中公平竞争，优化经营，规范经营。

大力支持民办医疗机构卫技队伍建设，为其引进和培养人才提供良好的条件。民办医疗机构的卫生技术人员享有与公立医疗机构一样的继续医学教育、全科医师培养、住院医师规范化培训、新技术技能培训机会，一样的职称评审和晋升机制等。

加强对民办医疗机构的管理。严格要求不同举办主体的医疗机构均应按照法律法规和相关规定开展执业活动，接受有关部门的监督检查。医疗机构应严格按照核准的范围和科目提供医疗服务，合理控制医疗费用，严禁诱导医疗和过度医疗。对不当谋利、损害患者合法权益的，相关职能部门依法予以惩处。同时，严禁对民办医疗机构乱摊派、乱检查、乱罚款，不得增加其额外负担。

（四）加强城乡经济社会融合发展促进城乡健康公平

城乡健康公平是城乡公平在健康服务领域的体现，也依赖于城乡整体上的差距缩小和公平的推进。因此，积极推进城乡经济社会的融合发展，是推进城乡健康公平的基础工程和根本保障。

首先，积极推进城乡经济的融合发展。一方面，城市经济和产业向农村延伸，助推城乡经济融合发展。在政府政策的有效引导和激励下，借助市场机制的作用，积极推进城市经济"下乡"。推进城市产品下乡，满足农村日益增长的对丰富和高质量商品的需求，提升农村农民消费水平的同时，扩大城市商品的市场；推进城市产业下乡，把城市相关产业的产业链拓展到农村，把农村作为产业的原材料基地、物流仓储基地甚至生产制造基地，在为农民提供经济发展、就业机会和收入增长机会的同时，降低城市产业的运营成本；推动资本下乡，让城市资本特别是闲置资本投资农村的产业，包括特色集群农业、农产品的加工、乡村旅游等服务业，在促进农村经济发展、农民增加收入的同时，提高城市资本的收益率。另一方面，农村经济和资源向城市的拓展。如农村农产品与城市商业服务企业合作，建立从田头到商场的一体化产品供应链，在拓展农产品市场，提高农民收入的同时，保障城市商业企业相关产品和服务的质量；农村人力资源向城市转移，在满足城市生产建设劳动力需求的同时，增加农民的收入，改善农村的生活条件等。城乡经济的融合发展，会有效提升农村农民的收入，缩小城乡收入差距，从而为缩小城乡健康水平差距，促进城乡健康公平打下物质基础。

其次，积极推进城乡社会融合发展。城乡社会融合发展推进城乡健康公平的基本保障。城乡社会建设的融合发展包括很多方面的内容，其中主要有：一是城乡社会保障的统一化。建立健全包括全部农村居民统一的国家社会保障体系。在目前中国的社会保障体系中，农村居民的保障是残缺不全的，只是在部分领域和部分程度上具有社会保障，比较好一点的是医疗保障，新农合参保范围与力度在不断提升，其他如养老保险、失业保险等在大部分农村地区基本上还是缺失的。即使是有的保障部分，相对于城市居民而言，其保障的力度也低很多。政府应该加大投入，创新机制，依据经济社会的发展水平，逐步提升农村居民的社会保障范围和水平，逐步使农村居民享有与城市居民相当的社会保障，这是促进城乡健康公平的重要保证。二是城乡公共服务的均等化。包括公共基础设施，如道路、社区公共场所、公共卫生和文化设施等城乡供给的大致一体化；政府提供的各种公共服务的均等化，让农村居民享有与城市居民相等或相似的权益，如文化教育、公共防疫、科技服务等，以及各种涉及公共事务办理的便捷性等。三是城乡交通信息网络的一体化。城乡公路统一规划、统一建设，形成完善的城乡互联互通统一的交通网络体系。特别要加大对农村公路建设的投入力度，在实现村村通公路的基础上，提升乡村公路宽度和质量，并进一步实现户户连公路，使农村居民出行能够像城市居民一样便捷。进一步完善农村信息网络的建设，使互联网、电视宽带联通每家每户，实现城乡信息网络一体化、同质化。

此外，逐步有序地改革城乡户籍管理制度和居民迁移管理制度，取消城乡户口的标签和权益的差异，统一为公民户口。允许城乡居民自由有序迁移，取消不合理的各种限制。

最后，积极推进城乡文化的融合发展。文化是城乡联系的精神纽带。促进城乡文化融合发展，是缩小城乡差距，推进城乡健康公平的重要路径和抓手。一是要把城乡文化发展作为一个统一的系统进行规范和设计，进行统一布局，统一实施。各种文化设施的布局，都应该兼顾城乡居民需求，如图书馆、图书室、公共文化娱乐场所等。文化教育资源的配置要城乡兼顾，特别要为农村儿童的教育提供不低于城市儿童的基本条件。二是城乡文化互动的常态化，加强城乡文化的交流和互动。城市的各种优质文化资源要常规性地下乡，满足农村居民不断提升的文化需求；同时，城市政府文化机构要承担农村文化建设的指导和扶助责任，促进农村文化建设更加丰富、更高质量的发展。三是文化观念的趋同化。通过以上文化活动和文化交流，以及经济社会的互动，促进城乡居民的相互认同，消除城乡居民之间的各种歧视或偏见；促使城乡居民在基本的社会价值观方面的趋同，消除城乡在经济社会发展互动中的隔阂；促使城乡居民生活方式趋同，生活理念趋同，健康观念趋同，从而有效促进城乡健康公平的推进。

参考文献

樊明：《健康经济学：健康对劳动市场表现的影响》，社会科学文献出版社 2002 年版。

王晓洁：《中国公共卫生支出理论与实证分析》，中国社会科学出版社 2011 年版。

安体富、任强：《中国公共服务均等化水平指标体系的构建》，《财贸经济》2008 年第 6 期。

蔡昉：《城乡收入差距与制度变革的临界点》，《中国社会科学》2003 年第 5 期。

曹燕：《城镇职工基本医疗保险个人账户套现的经济福利损失》，《中国卫生经济》2010 年第 29 卷第 3 期。

陈家应、龚幼龙、严非：《卫生保健与健康公平性研究进展》，《国外医学》（卫生经济分册）2000 年第 4 期。

程开明、李金昌：《城市偏向、城市化与城乡收入差距作用机制及动态分析》，《数量经济技术与经济研究》2007 年第 7 期。

程令国、张晔、沈可：《教育如何影响了人们的健康？——来自中国老年人的证据》，《经济学（季刊）》2015 年第 14 卷第 1 期。

程令国、张晔：《"新农合"：经济绩效还是健康绩效？》，《经济研究》2012 年第 47 卷第 1 期。

代英姿：《公共卫生支出：规模与配置》，《财政研究》2004 年第 6 期。

代英姿、王兆刚:《中国医疗资源的配置失衡与调整》,《东北财经大学学报》2014 年第 1 期。

代英姿:《医疗卫生需求与公共卫生支出》,《辽宁大学学报》(哲学社会科学版)2005 年第 4 期。

东风:《全民医保维系健康公平》,《中国药物经济学》2006 年第 2 期。

董晓莉:《关于完善我国国家医疗保障体系的若干思考》,《管理世界》2006 年第 12 期。

杜乐勋:《我国公共卫生投入及其绩效评价》,《中国卫生经济》2005 年第 11 期。

杜仕林:《健康公平的法律本质解读》,《河北法学》2008 年第 8 期。

樊桦:《农村居民健康投资不足的经济学分析》,《中国农村观察》2001 年第 6 期。

方鹏骞、董四平、肖婧婧:《中国政府卫生投入的制度变迁与路径选择》,《武汉大学学报》(哲学社会科学版)2009 年第 62 卷第 2 期。

封进、刘芳:《新农合对改善医疗服务利用不平等的影响——基于 2004 年和 2006 年的调查数据》,《中国卫生政策研究》2012 年第 5 卷第 3 期。

封进、宋铮:《中国农村医疗保障制度:一项基于异质性个体决策行为的理论研究》,《经济学(季刊)》2007 年第 4 期。

封进、余央央:《中国农村的收入差距与健康》,《经济研究》2007 年第 1 期。

付波航、方齐云:《健康投资的经济增长效应及地区差异研究》,《中国卫生经济》2013 年第 9 期。

傅勇:《财政分权、政府治理与非经济性公共物品供给》,《经济研究》2010 年第 45 卷第 8 期。

顾海、李佳佳:《城乡医疗保障制度的统筹模式分析——基于福

利效应视角》，《南京农业大学学报》（社会科学版）2012 年
第 12 卷第 1 期。

顾昕：《医疗卫生资源的合理配置：矫正政府与市场双失灵》，
《国家行政学院学报》2006 年第 3 期。

顾雪兰、刘诚洁：《健康投资与健康经济增长的双重效应》，《上
海财经大学学报》2017 年第 3 期。

官海静、刘国恩、熊先军：《我国城镇居民的健康公平和健康绩
效》，《中国卫生经济》2013 年第 32 卷第 9 期。

官海静、刘国恩：《中国四地城乡居民生命质量的比较分析》，
《中国卫生经济》2015 年第 34 卷第 2 期。

郭永松、杜幸之：《论卫生资源配置的市场机制与对策：兼谈卫
生服务的公平与效率》，《中国卫生经济》2002 年第 21 卷第
8 期。

侯剑平、邱长溶：《健康公平理论研究》，《经济学动态》2006
年第 7 期。

侯剑平：《中国居民区域健康公平性影响因素实证研究》，《特区
经济》2006 年第 213 卷第 10 期。

侯明喜：《防范社会保障体制对收入分配的逆向转移》，《经济体
制改革》2007 年第 4 期。

胡琳琳、胡鞍钢：《从不公平到更加公平的卫生发展：中国城乡
疾病模式差距分析与建议》，《管理世界》2003 年第 1 期。

黄敏：《卫生领域的政府干预》，《中国公共卫生管理》2006 年
第 22 卷第 6 期。

贾智莲、卢洪友：《财政分权与教育及民生类公共品供给的有效
性——基于中国省级面板数据的实证分析》，《数量经济技术
经济研究》2010 年第 27 卷第 6 期。

蒋萍、田成诗、尚红云：《人口健康与中国长期经济增长关系的
实证研究》，《中国人口科学》2008 年第 5 期。

解垩：《与收入相关的健康及医疗服务利用不平等研究》，《经

济研究》2009 年第 2 期。

金文莉：《我国区域公共卫生资源布局均等化研究》，《郑州航空
　　工业管理学院学报》2010 年第 28 卷第 5 期。

兰相洁：《中国区际公共卫生服务水平差异的变化：运用泰尔指
　　数的测度方法》，《财经理论与实践》2010 年第 31 卷第 4 期。

冷明祥、赵俊、唐晓东、李正关、胡月、王兴东：《试论以健康
　　公平为核心价值构建基本医疗卫生制度》，《中国医院管理》
　　2008 年第 6 期。

李红文、毛新志：《论健康公平》，《伦理学研究》2015 年第
　　2 期。

李梦娜：《我国政府卫生支出的最优规模》，《当代经济》2008
　　年第 8 期。

李敏：《对健康公平性及其影响因素的研究》，《中国卫生事业管
　　理》2005 年第 9 期。

李强：《健康公平与和谐社会》，《卫生经济研究》2006 年第
　　5 期。

李卫平、周海沙：《卫生投入的政府责任分析》，《中国卫生资
　　源》2007 年第 4 期。

李伟：《教育与健康水平对农户劳动生产率的影响：对于中国农
　　村贫困地区的一项研究》，《市场与人口分析》2001 年第
　　9 期。

李文辉、黄小平、唐力翔、刘慧芳：《基于 DEA 方法的我国各
　　省市卫生资源配置效率研究》，《卫生经济研究》2011 年第
　　3 期。

李湘君、王中华、林振平：《新型农村合作医疗对农民就医行为
　　及健康的影响——基于不同收入层次的分析》，《世界经济文
　　汇》2012 年第 3 期。

梁峥嵘、陈祥华、于贞杰、汤敏：《基于集中指数和泰尔指数评
　　价山东省妇幼保健资源分布及儿童健康公平性》，《中国卫生

统计》2015 年第 32 卷第 2 期。

刘军民：《公共财政下政府卫生支出及管理机制研究》，《经济研究参考》2006 年第 94 期。

刘丽杭、唐景霞：《社会经济地位对居民健康公平的影响》，《中国卫生经济》2004 年第 6 期。

刘民权、俞建拖、李鹏飞：《学费上涨与高等教育机会公平问题分析——基于结构性和转型性的视角》，《北京大学教育评论》2006 年第 2 期。

刘生龙：《健康对农村居民劳动力参与的影响》，《中国农村经济》2008 年第 8 期。

刘晓婷、黄洪：《医疗保障制度改革与老年群体的健康公平——基于浙江的研究》，《社会学研究》2015 年第 30 卷第 4 期。

刘仲翔：《健康责任与健康公平》，《甘肃社会科学》2006 年第 4 期。

陆方、钱东福：《分级诊疗背景下医院与社区卫生服务机构协作研究进展》，《中国卫生事业管理》2018 年第 35 卷第 7 期。

马进、王禄生：《贫困农村自报患病的影响因素分析》，《卫生经济研究》2003 年第 8 期。

马潇萌：《中国城乡差距对城乡居民健康不平等的影响》，《城市问题》2016 年第 11 期。

马亚娜、刘艳：《国际上关于健康不平等的四种理论》，《国外医学》（卫生经济分册）2002 年第 2 期。

毛晖、姬艳飞：《中国公共卫生财政投入状况分析》，《山东经济》2008 年第 2 期。

毛瑛、赵亮：《农村医疗保障中的政府作用》，《中国卫生经济》2004 年第 10 期。

梅丽萍、仇雨临：《统筹城乡医疗保险研究综述》，《中国卫生经济》2009 年第 8 期。

齐良书：《收入、收入不均与健康：城乡差异和职业地位的影响》，《经济研究》2006 年第 11 期。

饶克勤：《健康不公平及其全球发展趋势》，《中国医院》2004
　　年第 1 期。

饶克勤、刘远立：《经济转型与健康转变：中国和俄罗斯的比较
　　（之一）》，《中国卫生经济》2001 年第 4 期。

饶勋乾、成艾华：《健康人力资本的区域差异比较》，《重庆工学
　　院学报》（社会科学版）2007 年第 21 卷第 9 期。

任苒、金凤：《新型农村合作医疗实施后卫生服务可及性和医疗
　　负担的公平性研究》，《中国卫生经济》2007 年第 1 期。

申曙光、彭浩然：《全民医保的实现路径》，《中国人民大学学
　　报》2009 年第 2 期。

施晓琳：《论我国农村医疗保障制度的建立和完善》，《理论探
　　索》2004 年第 3 期。

苏群、彭斌霞、陈杰：《我国失能老人长期照料现状及影响因
　　素——基于城乡差异的视角》，《人口与经济》2015 年第
　　4 期。

孙菊：《中国卫生财政支出的健康绩效及其地区差异——基于省
　　级面板数据的实证分析》，《武汉大学学报》（哲学社会科学
　　版）2011 年第 64 卷第 6 期。

孙统达、童亚琴、马藻华：《健康公平——建设健康城市的公共
　　政策基石》，《中国农村卫生事业管理》2007 年第 10 期。

孙晓鸥、王成新：《我国医疗卫生领域的公平性分析以及政策建
　　议》，《商业经济》2006 年第 10 期。

汤榕、李相荣：《分级诊疗背景下我国社区卫生服务发展对策研
　　究》，《卫生软科学》2018 年第 32 卷第 4 期。

田侃、亓寿伟：《转移支付、财政分权对公共服务供给的影
　　响——基于公共服务分布和区域差异的视角》，《财贸经济》
　　2013 年第 4 期。

田新民、王少国、杨永恒：《城乡收入差距变动及其对经济效率

的影响》，《经济研究》2009 年第 7 期。

屠彦：《我国政府医疗卫生支出效率及其影响因素研究》，《财会月刊》2015 年第 33 期。

汪波、郭滇华、赵琳：《基于博弈论的社区卫生机构政府投入系统研究》，《天津社会科学》2010 年第 3 卷第 3 期。

王德斌、丁瑞、叶宜德：《政府卫生职责界定方法探讨》，《中国卫生经济》2004 年第 23 卷第 2 期。

王弟海：《健康人力资本、经济增长和贫困陷阱》，《经济研究》2012 年第 6 期。

王甫勤：《社会经济地位、生活方式与健康不平等》，《社会》2012 年第 32 卷第 2 期。

王甫勤：《社会流动有助于降低健康不平等吗?》，《社会学研究》2011 年第 25 卷第 2 期。

王晶：《中国农村医疗健康投入性研究——基于全国八个农业县医疗筹资系统的实证研究》，《社会学研究》2008 年第 5 期。

王俊、昌忠泽、刘宏：《中国居民卫生医疗需求行为研究》，《经济研究》2008 年第 7 期。

王俊、昌忠泽：《中国宏观健康生产函数：理论与实证》，《南开经济研究》2007 年第 2 期。

王俊：《中国政府卫生支出规模研究——三个误区及经验证据》，《管理世界》2007 年第 2 期。

王丽敏、侯树山、夏薇、袁丽丽：《哈尔滨中学生心理健康状况及其心理健康教育对策》，《中国行为医学科学》2003 年第 3 期。

王良健、李辉、石川：《中国城市土地利用效率及其溢出效应与影响因素》，《地理学报》2015 年第 70 卷第 11 期。

王谦：《医疗卫生资源配置的经济学分析》，《经济体制改革》2006 年第 2 期。

王曲、刘民权：《健康的价值及若干决定因素：文献综述》，《经济学（季刊）》2005 年第 4 期。

王守坤：《空间计量模型中权重矩阵的类型与选择》，《经济数学》2013 年第 30 卷第 3 期。

王小林：《中国农村卫生事业发展的财政支持政策》，《财政研究》2006 年第 3 期。

王小鲁、樊纲：《中国收入差距的走势和影响因素分析》，《经济研究》2005 年第 10 期。

王小万、刘丽杭：《Becker 与 Grossman 健康需求模型的理论分析》，《中国卫生经济》2006 年第 5 期。

王晓洁：《中国公共卫生支出均等化水平的实证分析——基于地区差别视角的量化分析》，《财贸经济》2009 年第 2 期。

王延中：《如何保障农民的健康》，《经济研究参考》2002 年第 35 期。

王延中：《转型时期的卫生问题与健康公平》，《中国工业经济》2005 年第 12 期。

王翌秋、刘蕾：《新型农村合作医疗保险、健康人力资本对农村居民劳动参与的影响》，《中国农村经济》2016 年第 11 期。

王煜、张澜、黄建始：《健康投资对社会经济增长的影响》，《中国卫生事业管理》2009 年第 1 期。

吴成丕：《中国医疗保险制度改革中的公平性研究——以威海为例》，《经济研究》2003 年第 6 期。

吴宁、江启成、王从从等：《西部某省医疗机构政府补助的受益归属分析》，《中国卫生经济》2011 年第 5 期。

肖海翔、刘乐帆、邵彩霞：《中国政府卫生支出的最优规模及其实现》，《中国社会科学院研究生院学报》2011 年第 4 期。

星一、郭岩：《健康公平的研究进展》，《国外医学》（医院管理分册）1999 年第 4 期。

修燕、徐飚：《卫生服务公平性研究》，《中国卫生事业管理》2002 年第 6 期。

徐颖科、刘海庆：《我国农村居民健康影响因素实证分析——基于健康生产函数》，《山西财经大学学报》2011 年第 1 期。

许慧：《我国政府卫生支出的地区公平性分析》，《经济研究参考》2009 年第 35 期。

许敏兰、罗建兵：《我国公共卫生服务的区域均等化分析——基于公共卫生经费和公共卫生资源的视角》，《经济论坛》2010 年第 12 期。

杨红燕：《世界各国主要医疗保障模式对比分析》，《医学与哲学》2002 年第 5 期。

杨红燕：《我国城乡居民健康公平性研究》，《财经科学》2007 年第 3 期。

杨玲、时秒：《中国政府卫生支出健康绩效实证研究——基于 2010 年省际数据分析》，《中国地质大学学报》（社会科学版）2013 年第 13 卷第 3 期。

姚有华、冯学山：《关于改善我国卫生服务公平性的思考》，《中国卫生资源》2004 年第 1 期。

叶春辉、封进、王晓润：《收入、受教育水平和医疗消费：基于农户微观数据的分析》，《中国农村经济》2008 年第 8 期。

应晓华、李国红、胡善联、江芹、刘宝、陈政、张黎明：《家庭卫生筹资公平性研究》，《中华医院管理杂志》2004 年第 8 期。

于浩、顾杏元：《贫困农村卫生服务利用的公平性研究》，《中国卫生经济》1997 年第 4 期。

张车伟：《营养、健康与效率——来自中国贫困农村的证据》，《经济研究》2003 年第 1 期。

张国平、邱风：《基于再分配改革与政府转型的城乡统筹发展思考》，《经济学家》2006 年第 6 期。

张绘、于环：《政府初级医疗卫生服务体系政府事权与支出责任划分——以联邦政府为主体的澳大利亚管理体制》，《经济研究参考》2017 年第 58 期。

张磊、贺雪娇：《剖析新型农村合作医疗制度的筹资意愿与能力》，《农村经济》2007 年第 5 期。

张楠、孙晓杰、李成、王欣、刘坤：《基于泰尔指数的我国卫生资源配置公平性分析》，《中国卫生事业管理》2014 年第 31 卷第 2 期。

张宁、胡鞍钢、郑京海：《应用 DEA 方法评测中国各地区健康生产效率》，《经济研究》2006 年第 7 卷第 92 期。

张晓波：《中国教育和医疗卫生总的不平等问题》，《经济学》2003 年第 2 卷第 2 期。

张毓辉、万泉、王秀峰、李岩、柴培培、郭锋、翟铁民、王荣荣、王昊：《2009—2014 年中国卫生总费用分析》，《中国卫生经济》2016 年第 35 卷第 3 期。

赵郁馨、万泉、应亚珍、张毓辉：《2005 年中国卫生总费用测算结果与基本卫生服务筹资》，《中国卫生经济》2007 年第 4 期。

赵郁馨、万泉、张毓辉、翟铁民、应亚珍：《2006 年我国卫生总费用测算结果与基本卫生服务筹资方案》，《中国卫生经济》2008 年第 4 期。

赵忠、侯振刚：《我国城镇居民的健康需求与 Grossman 模型——来自截面数据的证据》，《经济研究》2005 年第 10 期。

郑大喜：《市场机制和政府调节在卫生服务领域的功能与角色定位》，《中国卫生经济》2006 年第 1 期。

郑大喜：《试论制度安排与健康公平的实现》，《中国医院管理》2007 年第 1 期。

郑大喜：《医疗改革中的政府责任：基于公正伦理原则的考量》，《医学与社会》2009 年第 7 期。

周焕、贺俊、刘亮亮：《财政分权视角下的公共卫生支出问题研究》，《中国卫生经济》2016 年第 35 卷第 6 期。

周靖、段丁强：《我国居民健康公平的内涵及其实现路径》，《改革与发展》2013 年第 6 期。

周靖：《中国居民与收入相关的健康不平等及其分解——基于CGSS2008 数据的实证研究》，《贵州财经大学学报》2013 年第 3 期。

周良荣、陈礼平、文红敏等：《国内外健康公平研究现状分析》，《卫生经济研究》2011 年第 2 期。

朱玲：《公办村级卫生室对保障基本医疗保健服务供给的作用》，《中国人口科学》2000 年第 4 期。

何义林：《新型农村合作医疗实施地区农村居民卫生服务状况公平性研究》，硕士学位论文，安徽医科大学，2006 年。

胡宏伟：《国民健康公平程度测量、因素分析与保障体系研究》，博士学位论文，武汉大学，2010 年。

孔丽丽：《政府投入下社区卫生服务项目供给问题研究》，硕士学位论文，天津大学，2010 年。

李文中：《我国健康保障制度的公平与效率研究》，硕士学位论文，首都经济贸易大学，2011 年。

刘乐帆：《我国政府卫生支出最优规模研究》，硕士学位论文，湖南大学，2011 年。

吕娜：《健康人力资本与经济增长》，博士学位论文，武汉大学，2011 年。

赵国宝：《健康投资对中国经济增长影响研究》，硕士学位论文，吉林大学，2014 年。

周靖：《中国居民健康不平等的经济社会影响因素研究》，博士学位论文，华中科技大学，2013 年。

Adam Wagstaff, Eddy van Doorslaer, Naoko Watanabe, " On Decomposingthe Causes of Health Sector Inequalities with an Application to Malnutrition Inequalities in Vietnam", *Journal of Econometrics*, Vol. 112, 2003.

Aisa R. , Pueyo F. , "Government Health Spending and Growth in a Model of Endogenous Longevity", *Economics Letters*, Vol. 90, No. 2, 2006.

Anand S. , Ravallion M. , "Human Development in Poor Countries: On the Role of Private Incomes and Public Services", *The Journal of Economic Perspectives*, Vol. 7, No. 1, 1993.

Anand, S. , "The Concern for Equity in Health", *Journal of Epidemiology & Community Health*, Vol. 56, No. 7, 2002.

Anand, Sudhir and Martin Ravallion, "Human Development in Poor Countries: on the Role of Privat Incomes and Public Services", *Journal of Economic perspectives*, Vol. 7, No. 1, 1993.

Anselin L. , *Spatial Econometrics: Methods and Models*, Springer Netherlands, 1988.

Anson O. , Sun S. , "Health Inequalities in Rural China: Evidence from HeBei Province", *Health & Place*, Vol. 10, No. 1, 2004.

Antos J. R. , "Is There a Right Way to Promote Health Insurance through the Tax System", *National Tax Journal*, Vol. 3, 2006.

Arrow K. J. , Kurz M. , "Optimal Public Investment Policy and Controllability with Fixed Private Saving Ratio", *Journal of Economic Theory*, Vol. 1, No. 2, 1969.

Atella V. , Belotti F. , Depalo D. , et al. , "Measuring Spatial Effects in the Presence of Institutional Constraints: The Case of Italian Local Health Authority Expenditure", *Regional Science and Urban Economics*, Vol. 49, 2014.

Bartel, Ann & Taubman, Paul, "Some Economic and Demographic Consequneces of Mental Illness", *Journal of Labor Economis*, Vol. 4, No. 2, 1986.

Becker G. S. , "A Theory of the Allcation of Time", *Economis Journal*, Vol. 75, 1965.

Benzeval M. , Judge K. , "Income and Health: The Time Dimension", *Social Science & Medicine*, Vol. 52, No. 9, 2001.

Berger M. C. , Messer J. , "Public Financing of Health Expenditures, Insurance, and Health Outcomes", *Applied Economics*, Vol. 34, No. 17, 2002.

Bidani B. , Ravallion M. , "Decomposing Social Indicators Using Distributional Data", *Journal of Econometrics*, Vol. 77, No. 1, 1997.

Bloom D. E. and J. G. Williamson, "Demographic Transitions and Economic Miracles in Emerging Asia", *The World Bank Economic Review*, Vol. 12, 1998.

Braveman P. , Gruskin S. , "Defining Equity in Health", *Journal of Epidemiology & Community Health*, Vol. 57, No. 4, 2003.

Carnon A. G. , et al. , "Relation between Socioeconomic Deprivation and Pathological Prognostic Factors in Women with Breast Cancer", *British Medical Journal*, Vol. 309, 1994.

Case, Anne, "Does Money Protect of Ineqality", *British Medical Journal*, Vol. 314, 2001.

Castro-Leal F. , Dayton J. , Demery L. , et al. , "Public Spending on Health Care in Africa: Do the Poor Benefit?", *Bulletin of the World Health Organization*, Vol. 78, No. 1, 2000.

Chiang, Tung-liang, "Taiwan's 1995 Health Care Reform", *Health Policy*, Vol. 39, 1997.

Collins E. , Klein R. , "Equity and the NHS: Self-reported Morbidity, Access, and Primary Care", *British Medical Journal*, Vol. 281, No. 6248, 1980.

Culyer A. J. , Wagstaff A. , "Equity and Equality in Health and Health Care", *Journal of Health Economics*, Vol. 12, 1993.

Deolalikar A. B. , "Attaining the Millennium Development Goals in

India", World bank, 2005.

Doorslaer E. V. , Koolman X. , Jones A. M. , "Explaining Income-related Inequalities in Doctor Utilisation in Europe", *Health Economics*, Vol. 13, No. 7, 2004.

"Dynamic Spatial Panels: Models, Methods, and Inferences", J. Paul Elhorst, *Journal of Geographical Systems*, Vol. 1, 2012.

Eriksson T. , Qin Z. , Wang W. , "Firm-level Innovation Activity, Employee Turnover and HRM Practices-Evidence from Chinese Firms", *Economics Working Papers*, Vol. 30, No. 4, 2014.

"Estimation of Spatial Autoregressive Panel Data Models with Fixed Effects", Lung-fei Lee, Jihai Yu, *Journal of Econometrics*, Vol. 2, 2009.

Farahani M. , Subramanisan S. V. , Canning D. , "Effects of States Level Public Spending on Health on the Mortality Probability in India", *Health Economics*, Vol. 19, No. 11, 2010.

Filmer D. , Pritchett L. , "Child Mortality and Public Spending on Health: How Much Does Money Matter?", World Bank Publications, 1997.

Filmer D. , Pritchett L. , "The Effect of Household Wealth on Educational Attainment: Evidence from 35 Countries", *Population and Development Review*, Vol. 25, No. 1, 1999.

Filmer D. , Hammer J. S. , Pritchett L. , "Health Policy in Poor Countries: Weak Links in the Chain", *Policy Research Working Paper*, 1998.

Garber A. M. and C. E. Phelps, "Economic Foundation of Cost-effectiveness Analysis", *Journal of Health Economics*, Vol. 16, 1997.

Gertler P. , "Do Conditional Cash Transfers Improve Child Health? Evidence from PROGRESA's Control Randomized Experiment",

American Economic Review, 2004.

Gravelle H. , Wildman J. , Sutton M. , "Income, Income Inequality and Health: What Can We Learn from Aggregate Data", *Social Sciece and Medicine*, Vol. 54, No. 4, 2002.

Green C. A. , Pope, C. R. , Gender, "Psychosocial Factors and the Use of Medical Services: A Longitudinal Analysis", *Social Science and Medicine*, Vol. 48, 1999.

Grossman M. , "On the Concept of Health Capital and the Demand for Health", *Journal of Political Economy*, Vol. 80, No. 2, 1972.

Gupta S. , Clements B. J. , Baldacci E. , et al. , "Expenditure Compositon, Fiscal Adjustment, and Growth in Low-income Countries", *IMF Working Paper*, 2002.

Gupta S. , Verhoeven M. , "The Efficiency of Government Expenditure: Experiences from Africa", *Journal of Policy Modeling*, Vol. 23, No. 4, 2001.

Jamison D. T. , et al. , "Disease Control Priorities in Developing Countries", Oxfordshire: Oxford Mdeical Publication, Vol. 31, 1993.

Kawachi I. , "Social Capital and Community Effects on Population and Individual Health", *Annals of the New York Academy of Sciences*, Vol. 896, 1999.

Legrand J. , "Inequalities in Health: Some Interational Comparison", *Eumpean Economics Review*, 1987.

LeSage J. , Pace R. K. , Introduction to spatial econometrics, Chapman and Hall/CRC, 2009.

Marmot M. , Wilkinson R. , "Social Determinants of Health", Oxford University Press, Vol. 60, 2005.

Mayer, Susan E. , Sarin Ankur, "Some Mechanisms Liking Economic Inequalityand Infant Mortality", *Social Science and*

Medicine, Vol. 60, 2005.

Michael, Marmot et al., "Health Inequalities and the Psychosocial Environment", Social Science & Medicine, 2004.

Musgrove P., "Public and Private Roles in Health: Theory and Financing Patterns", *World Bank Dicussion Paper*, No. 339, Washington, D. C., 1996.

Newhouse J. P., "Medical Care Expenditures: A Crossnational Survey", *Journal of Human Resources*, Vol. 12, 1977.

Robert S. A., "Community-level Socioeconomic Status Effects on Adult Health", *Journal of Health and Social Behavior*, Vol. 39, 1998.

Saltmanand R. B., Figueras, J., "Analyzing the Evidence Ono European Health Care Reforms", *Health Affairs*, Vol. 17, No. 2, 1998.

Sen, Amartya K., *The Standrad of Living*, *The Tanner Lectures*, *Cambridge*, Cambridge University Press, 1986.

Shorrocks A. F., "The Class of Additively Decomposable Inequality Mesures", *Econometrica*, Vol. 48, No. 3, 1980.

Singh M., "Health and Health Policy in Singapore", *ASEAN Economic Bulletin*, 1999.

Steslicke W. E., "Development of Health Insurance Policy in Japan", *Journal of Health Politics*, *Policy and Law*, Vol. 7, No. 1, 1982.

Talen E., Anselin L., "Assessing Spatial Equity: An Evaluation of Measures of Accessibility to Public Playgrounds", *Environment & Planning A*, Vol. 30, No. 4, 1998.

Thomas D., Frankenberg E., "Health, Nutrition and Prosperity: A Microeconomic Perspective", *Bulletin of the World Health Organization*, Vol. 80, No. 2, 2002.

Wagstaff A. , Watanabe N. , "What Difference Does the Choice of SES Make in Health Inequality Measurement?", *Health Economics*, Vol. 12, No. 10, 2003.

Wagstaff A. , "Poverty and Health Sector Inequalities", *Bulletin of the World Health Organization*, Vol. 80, No. 2, 2002.

Wang Limin, "Health Empirical Findings Outcomes in Low-Income Countries from Demographic and Health and Policy Implications: Surveys", *World Bank Policy Research Working Paper*, No. 2831, 2002.

Whitehead M. , "The Concepts and Principles of Equity and Health", *International Journal of Health Services: Planning, Administration, Evaluation*, Vol. 22, No. 3, 1992.

Wolfe B. , "Health Status and Medical Expenditures: Is There a Link?", *Social Sciences and Medicine*, Vol. 22, No. 10, 1986.

"Yardstick Competition in a Federation: Theory and Evidence from China", Emilie Caldeira, *China Economic Review*, Vol. 4, 2012.

后　　记

　　本书是由我主持的国家社会科学基金重大课题的部分成果与教育部人文社科基金项目的部分成果整合而成的，主旨是探讨，在健康中国视野下，什么样的政府卫生投入可以有效促进城乡健康公平。一些老师和研究生共同参与了该研究，撰写了部分章节的初稿，进行了资料查找、引文注释等工作，为本书的形成付出了辛勤的劳动，做出了重要的贡献。他们是：周桂凤教授，郝滕博士，廖胤凯博士，徐铭阳、孙利杰、周茜硕士等。最后，由我统稿，全面修改完善了书稿。显然，本书是我与以上教授、博士和硕士合作完成的一项成果。

　　在课题研究和著作撰写过程中，我们参考了国内外已有相关研究文献，从中得到研究的启迪，吸取了对本书有价值的一些资料和观点，在此，对这些相关文献的作者深表感谢和敬意。课题研究过程中得到了湖南大学经济与贸易学院领导的关心和大力支持，著作的出版得到湖南大学高水平著作出版基金的资助，在此对学院领导、学校领导的支持和帮助表达衷心的谢意。同时，感谢中国社会科学出版社为著作出版提供的优质服务，特别要感谢本书责任编辑喻苗副主任的帮助和支持，她以高度的责任心和高水平的编辑工作，保障了著作高质量的出版。

罗能生谨识

2022 年 6 月 6 日

罗能生，湖南大学经济与贸易学院教授、博士生导师；湖南大学公共经济与公共政策研究中心负责人。主要研究方向：经济制度与经济发展，生态经济与绿色发展，区域经济与产业发展等。主持承担国家社会科学基金重大课题 2 项，一般课题 3 项；在《经济研究》等国内外学术期刊发表论文 240 多篇，在中国社会科学出版社等出版学术著作 9 部；获省部级以上社会科学优秀成果奖一等奖、二等奖等 7 项。